Amar é Preciso

Obras da autora

Nós dois
Encontros, desencontros & reencontros
Gangorras do amor
Namorantes
Coragem para amar

MARIA HELENA MATARAZZO

Amar é Preciso

OS CAMINHOS PARA UMA VIDA A DOIS

56ª EDIÇÃO

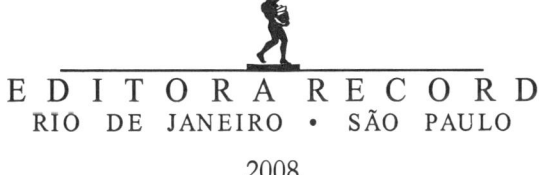

EDITORA RECORD
RIO DE JANEIRO • SÃO PAULO
2008

CIP-Brasil. Catalogação-na-fonte
Sindicato Nacional dos Editores de Livros, RJ.

M386a Matarazzo, Maria Helena
56ª ed. Amar é preciso: os caminhos para uma vida a dois / Maria Helena Matarazzo. – 56ª ed. – Rio de Janeiro: Record, 2008.

ISBN 978-85-01-06631-2

1. Casamento. 2. Amor. 3. Sexo. I. Título.

02-2115
CDD – 306.87
CDU – 392.5

Copyright © 2003, Maria Helena Matarazzo
Publicado originalmente em 1992.

Capa: Sérgio Campante
Imagem de capa: Taxi / Getty Images
Foto da autora: Marcos Issa / Ag. Argos / Divulgação

Direitos exclusivos desta edição reservados pela
EDITORA RECORD LTDA.
Rua Argentina 171 – Rio de Janeiro, RJ – 20921-380 – Tel.: 2585-2000

Impresso no Brasil

ISBN 978-85-01-06631-2

PEDIDOS PELO REEMBOLSO POSTAL
Caixa Postal 23.052
Rio de Janeiro, RJ – 20922-970

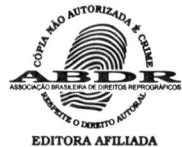

EDITORA AFILIADA

Para meu filho Alfredo e sua mulher Larissa, que estão começando esta caminhada.

Para minha filha Vera,
que está construindo seu próprio caminho longe daqui.

E para todos aqueles que acreditam
que o amor nos transforma.

Agradeço a meus mestres e em particular a Sol Gordon, que me ensinou que uma das melhores maneiras de dar um sentido para a vida é procurar deixar o mundo um pouco melhor do que nós o encontramos.

Sumário

Introdução 11

PARTE I
O desafio do casamento

CAPÍTULO 1 Casamento: uma prisão ou uma caminhada? 15
Já experimentou?

CAPÍTULO 2 Vínculos, as equações da matemática da vida 19
Conseqüências visíveis
Nível de trocas

CAPÍTULO 3 Ligações perigosas e outras nem tanto 25
Romeu e Julieta: a simbiose
Egoístas e generosos
O amor engana: o esvaziamento mútuo
Crescimento a dois

CAPÍTULO 4   As fases do encantamento e do desencantamento   31
Mergulhando no amor
A carta da desilusão
Crescei e multiplicai-vos
A busca de integração

CAPÍTULO 5   Contratos: casando e re-casando   39
Reescrevendo o contrato
Cláusulas do casamento fechado
O contrato consciente de casamento

CAPÍTULO 6   Ingredientes da vida a dois   51
Qual é a sua receita?

CAPÍTULO 7   Epidemia de preguiça sexual   57
As raízes da apatia
Algo mais?

CAPÍTULO 8   Sexo e amor: aprendendo a conexão   65
Continuidade x descontinuidade
O vínculo do prazer

PARTE II
As muitas faces do amor

CAPÍTULO 9   Os anos difíceis   75
O amor contra-ataca
Períodos de engarrafamento

CAPÍTULO 10   Entre 8 e 80 existem 72 possibilidades   85
Destruindo o relacionamento
A necessidade de negociar os conflitos
Por que as pessoas brigam?
Brigas crônicas

CAPÍTULO 11   Como você reage?   93
Por que a violência acontece?
Pombas e falcões

CAPÍTULO 12   Como terminar uma boa briga   99
Avaliando o combate amoroso

CAPÍTULO 13   Relações extraconjugais   107
Dissolvendo os limites
Desejo de conhecer, de encontrar, de reencontrar

CAPÍTULO 14   Por que as pessoas traem?   113
Causas comuns de traição
Causas neuróticas de traição

CAPÍTULO 15   Os vários tipos de adultério   119
A teoria dos triângulos

CAPÍTULO 16   A infidelidade: vantagens e desvantagens   125
O encontro casual, a aventura
O caso com baixo envolvimento emocional
O caso com alto envolvimento emocional: a paixão
A nova moral sexual

CAPÍTULO 17 Enfrentando a separação 135
As fases do divórcio
Emoções contraditórias

CAPÍTULO 18 Sobrevivendo à perda 141
O processo de cura
Outras complicações
Salto para o amor
Permissão para sobreviver

CAPÍTULO 19 Desbravando o amor 149
"Que a felicidade ande a sua procura..."

Notas 155

Sobre a autora 157

Introdução

Existem muitos motivos para as pessoas se sentirem infelizes. Como é possível encontrar forças para viver e amar em meio ao Pesadelo 2? Como não desanimar totalmente? Como repartir quando o que se tem não basta nem para si mesmo? Como manter a própria sanidade no meio da loucura?

Os manuais de auto-ajuda são destinados exatamente às pessoas que, ao lado dessas indagações, conservam a coragem de tentar se modificar. São os que sabem que a vida é dura, mas é, ao mesmo tempo, uma oportunidade de evoluirmos como pessoas.

Este livro não tem o objetivo de oferecer uma série de fórmulas mágicas, e sim se apresentar como um guia para a autotransformação. É através do conhecimento de si mesmas que as pessoas adquirem uma nova compreensão da vida e dão a ela um novo sentido. Evoluir como pessoa, ou seja, amadurecer, depende do conhecimento que cada um consegue obter de si, do mundo e dos problemas que se colocam para os relacionamentos.

Não adianta acreditar que na estrada da vida não existem perigos, buracos ou tentar pintar os buracos de azul. É preciso, em vez de ignorar as dificuldades, construir pontes sobre elas. Nada de importante na vida é conquistado e mantido sem esforço permanente.

No amor é a mesma coisa. É fácil descrever como o amor deveria ser. O difícil é vivê-lo. Como diz o terapeuta Ângelo Gaiarsa, "ninguém em nosso mundo é doutor em amor. Somos todos principiantes (e quem melhor ama, ama ainda muito mal). Precisamos todos começar do início, temos todos de aprender, temos muito o que aprender, teremos sempre o que aprender".

É preciso tecer, pouco a pouco — mesclando os fios da alegria, da tristeza, do prazer e da dor —, um amor corajoso, insistente, teimoso, que possa resistir às dificuldades. Essa é nossa saída, porque o amor é a única substância descoberta até hoje pelo homem capaz de apagar a dor causada pelos acidentes de percurso da vida.

Maria Helena Matarazzo

PARTE I

O desafio do casamento

Capítulo 1

Casamento: uma prisão ou uma caminhada?

UMA DAS MELHORES DEFINIÇÕES DE CASAMENTO, PARA MIM, foi dada pelo terapeuta americano Harville Hendrix, em seu livro *Getting the love you want* (Conseguindo o amor que você deseja).[1] Segundo ele, somos hoje, em nossa sociedade, encorajados a encarar o casamento como uma caixa. Você escolhe um parceiro e, depois, entra nela. Compra os eletrodomésticos de última geração, móveis lindos, decora com tapetes, plantas, quadros, transforma a caixa num lugar aconchegante. O importante, de acordo com essa visão, é buscar uma parceria não para andar juntos pela estrada da vida, mas sim para dividir o exíguo espaço de uma caixa. E essa busca é uma espécie de loteria, onde você pode ou não tirar a sorte grande. Quem acha que não tirou, escolhe trocar de caixa. É o divórcio.

Mas descasar não é fácil. Dói. Você tem que passar pela agonia de dividir os filhos, os bens e matar suas memórias. O estrago é muito grande, com muitas perdas para todos os habitantes da caixa. Numa separação, a gente acaba machucando as pessoas que mais amou na vida.

Por causa disso, muita gente acha que a única forma de não chegar ao divórcio é fechar com bastante força a tampa da caixa. E suportar a frustração e o desapontamento pelo resto da vida. "Já que nunca mais vou encontrar aquele companheiro que tanto queria, o jeito é me conformar", isto é, continuar vivendo dentro da fôrma.

Então, para lidar com o vazio do casamento, as pessoas utilizam mecanismos de compensação. Tentando se defender da dor, elas comem demais, bebem demais ou se drogam, trabalham demais ou se refugiam em um mundo de fantasias, vendo dez novelas por dia.

A vivência do casamento como uma caixa equivale à idéia do casamento como prisão. Pode ser de cinco estrelas, de três, duas, meia estrela, mas é sempre uma prisão. E as expressões "minha vida é um sufoco", "eu me sinto sufocada" correspondem bem a essa realidade. É como se você tivesse uma coleira apertada no pescoço. Não dá para respirar, porque quando não existe espaço para crescer o resultado é mesmo a falta de ar. E se a tampa tem fechaduras enferrujadas, o casamento facilmente transforma-se num inferno.

Já experimentou?

Fazer um inferno não é difícil. Há um mito muito bonito que diz que você pode entrar e sair do inferno muitas vezes, você só não pode comer nele. Se fizer isso, estará se alimentando de sofrimento, e o inferno passará a existir dentro de você. *Conviver* quer dizer *viver com*, mas viver junto e bem. Mas se você estiver comendo no inferno, sofrendo e fazendo o outro sofrer, o que está alimentando o vínculo é a dor. Você se transforma em vítima ou em algoz. Claro que nenhuma relação a dois está isenta de mágoa, ressentimento, frustração, mas é possível vivenciar uma relação amorosa permanente de um jeito mais positivo. O casamento não é uma coisa parada, fixa, um vínculo estático entre duas pessoas que estão dentro de uma fôrma. Nem uma camisa-de-força que as manterá sem movimentos e sempre iguais.

O casamento é uma caminhada pela estrada da vida. Envolve um processo de autodescoberta em que um ajuda o outro a crescer e ser o melhor de si mesmo. Crescer na vida é um imperativo. Você tem que crescer, evoluir. Não pode parar no tempo, jogá-lo fora, desperdiçá-lo.

O processo de autodescoberta propicia a descoberta do outro. Ao crescer junto, rir e chorar junto, você vai construindo um vínculo de mutualidade. Casamento implica apoio mútuo, respeito mútuo, compreensão mútua, uma troca e uma constante realimentação. Mas nada disso é possível quando o símbolo do vínculo é um par de algemas.

Assim, o casamento não vai depender só da escolha do parceiro, mas de como as pessoas caminharão juntas pela vida. Senão, seríamos prisioneiros da sorte. E quem não tirou o bilhete premiado ou errou na escolha inicial estaria condenado para sempre. Felizmente, não estamos. Temos, se quisermos, a opção de construir um casamento satisfatório, onde homens e mulheres possam ser, ao mesmo tempo, livres e solidários. Basta lutarmos por isso.

Capítulo 2

Vínculos, as equações da matemática da vida

Quando você forma um vínculo com alguém, forma uma aliança. Não é à toa que o uso de alianças é um dos símbolos mais antigos e universais do casamento. O círculo dá a noção de ligação, de fluxo, de continuidade. Quando se forma um vínculo, a energia flui. E o vínculo só se mantém vivo se essa energia continuar fluindo. Essa é a idéia de mutualidade, de troca.

Nesta caminhada da vida, ora andamos de mãos dadas, em sintonia, deixando a energia fluir, ora nos distanciamos. Desvios sempre existem. Podemos nos perder em um deles e nos reencontrar logo adiante. A busca é permanente. O que não pode é ficar constantemente fora de sintonia.

Antigamente, dizia-se que as pessoas procuravam se completar através do outro, buscando sua metade no mundo. A equação era:

$$½ + ½ = 1$$

"Para eu ser feliz para sempre na vida, tenho que ser a metade do outro." Naquela loteria do casamento, tirar a sorte grande era achar a sua cara-metade.

Com o tempo, as pessoas foram desenvolvendo um sentido de individuação maior e a equação mudou. Ficou assim:

$$1 + 1 = 1$$

"Eu tenho que ser eu, uma pessoa inteira, com todas as minhas qualidades, meus defeitos, minhas limitações. Vou formar uma unidade com meu companheiro, que também é um ser inteiro." Mas depois que esses dois seres inteiros se encontravam, era comum fundirem-se, ficarem grudados num casamento fechado, tradicional. Anulavam-se mutuamente.

Com a revolução sexual e os movimentos de libertação feminina, o processo de individuação que vinha acontecendo se radicalizou. E a equação mudou de novo:

$$1 + 1 = 1 + 1$$

Era o "cada um na sua". "Eu tenho que resolver os meus problemas, cuidar da minha própria vida. Você deve fazer o mesmo. Na minha independência total e auto-suficiência absoluta, caso com você, que também é assim." Em nome dessa independência, no entanto, faltou sintonia, cumplicidade e compromisso afetivo. É a grande crise do casamento.

Atualmente, após todas essas experiências, eu sinto as pessoas procurando outro tipo de equação:

$$1 + 1 = 3$$

Para a aritmética ela pode não ter lógica, mas faz sentido do ponto de vista emocional e existencial. Existem você, eu e a nossa relação. O vínculo entre nós é algo diferente de uma simples somatória de nós dois. Nessa proposta de casamento, o que é meu é meu, o que é seu é seu e o que é nosso é nosso.

Talvez aí esteja a grande mágica que hoje buscamos, a de preservar a individualidade sem destruir o vínculo afetivo. Tenho que preservar o meu eu, meu processo de descoberta, realização e crescimento, sem destruir a relação. Por outro lado, tenho que preservar o vínculo sem destruir a minha individualidade, sem me anular.

Acho que assim talvez possamos chegar ao século XXI um pouco menos divididos entre a sede de expressão individual e a fome de amor e de partilhar a vida. Um pouco mais inteiros e felizes.

Conseqüências visíveis

Para isso, temos que partilhar com nossos companheiros de uma verdadeira intimidade. Ser íntimo é ser próximo, é estar estreitamente ligado por laços de afeição e confiança.

Nossos encontros íntimos envolvem ouvir o que o outro diz, seu riso, seu choro; olhar para a expressão de seu rosto, para seus gestos; cheirar seu perfume, e sobretudo tocar, sentir o corpo, o abraço do outro. Infelizmente, e muitas vezes sem nos darmos conta disso, tornamo-nos cada vez menos tocáveis, menos abraçáveis, menos beijáveis. E a intocabilidade física leva ao distanciamento emocional (e vice-versa).

A intimidade, no entanto, é fundamental em um relacionamento. Primeiro, porque o amor hoje deixou de ser um luxo romântico para se tornar algo essencial para a nossa sobrevivência emocional. Amar não é só uma busca por coisas novas, estimulantes, mas principalmente uma procura pelo amor íntimo, maduro, pela validação pessoal, pela confirmação de que a vida tem sentido e que vale a pena ser vivida. Em um mundo mecanizado, robotizado como o nosso, as pessoas buscam amor íntimo para preservarem sua sanidade mental e para darem um equilíbrio às suas vidas.

Contra a intimidade, porém, existem inimigos poderosos. A alienação, a indiferença, o desligamento são alguns deles. São comportamentos que bloqueiam a comunicação e o envolvimento entre duas pessoas. Você pode jantar com a mesma pessoa durante vinte anos sem saber com quem está jantando. Você pode dormir com alguém e fazer sexo sem se envolver.

A distorção também é um inimigo da verdadeira intimidade. Você não se apresenta ao outro como pessoa, mas como um símbolo (a mulher sedutora, o protetor etc.). A relação passa a ser de um símbolo com outro símbolo, só valem as aparências.

Nível de trocas

Ao contrário disso, a intimidade genuína entre homens e mulheres pressupõe a troca e a autenticidade. Há vários níveis de intimidade:

1. *Intimidade intelectual*: Quanto você é capaz de trocar idéias com o outro? Vocês lêem coisas juntos? Quanto você é capaz de compartilhar com o outro suas experiências intelectuais?
2. *Intimidade emocional*: Se você está triste, cansado, com medo, o outro sabe disso? Quanto você é capaz (e se sente à vontade) de compartilhar suas vivências emocionais?
3. *Intimidade interior*: Quanto eu gosto de ficar sozinho, quieto? Quanto eu gosto de ficar sozinho, quieto a dois?
4. *Intimidade estética, ambiental*: Quanto você é capaz de compartilhar suas vivências estéticas (contemplar um pôr-do-sol, andar a pé em silêncio etc.)?
5. *Intimidade vocacional*: Quanto você é capaz de compartilhar de seu trabalho com o outro? Quanto ele é capaz de compartilhar de sua vida profissional com você?
6. *Intimidade social*: Quanto somos capazes de compartilhar em nossos momentos de lazer a dois e junto com os amigos?
7. *Intimidade sexual, sensual*: As pessoas tendem a se concentrar demais na intimidade genital e se esquecem do resto, do toque amoroso, do abraço que envolve. Braço serve para abraçar.

A qualidade de um vínculo se mede pelo nível de trocas que o casal é capaz de fazer. Meus laços com meu companheiro dependem de como e de quantas maneiras estamos conseguindo nos comunicar e estabelecer trocas. Pense nisso.

Capítulo 3

Ligações perigosas e outras nem tanto

NO CASAMENTO, A MANEIRA COMO CADA CASAL CRIA SEUS VÍNculos e estabelece suas trocas é muito particular. Milhares de fios invisíveis e às vezes inexplicáveis unem as pessoas. O estar amando traz em si um germe ou semente de crescimento, de desenvolvimento da personalidade, mas também pode propiciar o seu oposto, ou seja, o encolhimento, a atrofia. Isso vai depender da maneira como formamos nossos vínculos. Existem basicamente quatro formas de ligação muito comuns entre homens e mulheres: a simbiose (o vínculo do tipo Romeu e Julieta); os vínculos entre egoístas e generosos; o esvaziamento mútuo (que se dá entre dois carentes afetivos) e o crescimento mútuo (onde existe troca verdadeira). É claro que a maior parte dos casamentos não se encaixa com perfeição apenas em um dos tipos, mas tem componentes de mais de um ou mesmo de todos.

Romeu e Julieta: a simbiose

Um vínculo é chamado de simbiótico quando uma pessoa vive em função da outra. Você é tudo para mim e eu sou tudo para você. Forma-se aí uma totalidade, na qual existe um alto grau de trocas, e o *nós* predomina sobre o *eu* de cada um.

As fronteiras do eu — onde eu começo e onde você acaba — não são muito claras. Há uma dissolução de um no outro. Se vivemos só em função do outro, é como se o resto do mundo não existisse. O outro me preenche totalmente. Por isso, os terapeutas consideravam esses vínculos simbióticos como doentios. Atualmente, as opiniões vêm mudando e muitos já não acreditam que a simbiose seja necessariamente patológica. São ligações raras, em que um alimenta o outro e os dois se sentem plenamente preenchidos.

Egoístas e generosos

No amor, existem os que dão e os que tomam, pessoas que dão mais do que recebem e outras que recebem mais do que dão. Essas pessoas formam vínculos complementares. Um precisa nutrir e alimentar o outro, porque assim se sente forte. E acaba encontrando alguém que viva esse papel complementar.

Nessa relação, um dos dois é parasita. Está sempre sugando, mas nunca se sente totalmente feliz porque o que recebe é sempre visto como pouco. O outro comporta-se como um hospedeiro. Muitas vezes é o medo da rejeição e do abandono que motiva alguém a se fixar no papel de provedor. Ou então essa pessoa precisa se sentir superior, forte e doadora para compensar sentimentos de inferioridade. Nesse caso, a manutenção ou o pseudocrescimento e desenvolvimento do parasita se devem à constante dedicação e sacrifício do parasitado, que, com o passar dos anos, pode vir a se sentir esgotado. Esse tipo de vínculo é muito comum.

O amor engana: o esvaziamento mútuo

Aqui, os dois passam fome. São relações entre pessoas muito carentes, com uma história de privações emocionais, que esperam que o outro seja capaz de satisfazê-las, nutri-las e compensá-las por todas as suas perdas.

A pessoa carente tem expectativas muito altas sobre o que o outro possa lhe dar e isso leva a uma extrema dependência. Eu tenho enormes vazios dentro de mim e escolho você como o meu salvador, alguém que vai compensar todos os danos que a vida me causou. Assim, espero que você ponha o alimento na minha boca sem que eu precise plantar e colher.

As pessoas com carências graves têm normalmente uma auto-imagem muito negativa, julgam-se incapazes de mudar ou de fazer as coisas serem diferentes. Tendem a se decepcionar facilmente com tudo e com todos. Projetam no outro a intenção consciente de não querer satisfazê-las.

Estes adultos carentes, em conseqüência, alimentam fortes sentimentos de raiva, tão grandes quanto os que tiveram na infância ao não serem atendidas em suas fomes. Revidam, então, na mesma moeda: "Já que você não me dá o que quero, não vou também te satisfazer." Esse círculo vicioso de ressentimentos acaba contaminando a relação e provocando sentimentos ambivalentes, em que amor e ódio estão sempre entremeados.

Crescimento a dois

Nos embates da vida, desenvolvemos ora um, ora outro dos diferentes componentes da nossa personalidade — o emocional, o intelectual, o físico, o sexual, o espiritual. O resultado é que sempre sobra um lado capenga. Dificilmente eles passam despercebidos numa relação. Os desafios da vida cotidiana os expõem. Nossos parceiros em geral sofrem junto conosco os efeitos de nossos lados capengas. E podem nos ajudar a enfrentá-los. Também somos espectadores privilegiados das "capenguices" de nossos amantes. Podemos usá-las contra ou a favor da relação.

Entretanto, se os dois apostarem no crescimento mútuo, esses aspectos reprimidos da personalidade podem, aos poucos, ser integrados e fazer com que o casal amadureça e adquira segurança. Um alimenta o outro e os dois se realimentam na vida. Aprendem um com o outro, enfrentando o desafio constante que existe em todo casamento.

Este não é um processo fácil. Exige muita luta e esforço e muitas vezes vem misturado à dor. Amar e crescer consomem muita energia. Por isso, são tão importantes as paradas, quando fazemos aquelas operações-resgate, buscando retomar e desbloquear nossos lados que ficaram esquecidos, atrofiados.

Através do amor e dos desafios diários da relação emergem partes reprimidas da personalidade que vão sendo integradas lentamente. As necessidades básicas de cada um estão sendo preenchidas pelo outro, mas isso não significa que não exista sofrimento, luta, tensão e problemas.

Quem recebeu pouco na infância freqüentemente vai pela vida enfrentando vazios e carências. Quem foi amado quando criança, desenvolve autoconfiança e continua mais tarde em condições de reproduzir ou mesmo acumular esses mesmos bens.

O impulso para se ligar afetivamente a alguém, para ter um companheiro, parece ser uma predisposição genética do ser humano, desenvolvida e preservada durante a evolução das espécies.

Por muitos defeitos que tenha o casamento, ele ainda é percebido pela maior parte das pessoas como uma maneira de resolver uma série de necessidades: a necessidade afetiva de ter um companheiro adulto, de ter com quem contar na vida, com quem partilhar tristezas e alegrias; a necessidade sexual; a necessidade de ter filhos; a necessidade de lutar pela sobrevivência; a necessidade de dividir tarefas.

Sem dúvida, o casamento não é a forma perfeita de resolver cada uma dessas necessidades, mas as pessoas vão continuar se apaixonando, amando e casando, tentando assim preencher suas fomes existenciais.

Para dar certo...

Sempre é possível, no entanto, encontrar um sistema de trocas positivas entre dois amantes, alguma coisa semelhante a um "banco emocional", onde um não apenas deposite e o outro só retire, mas os dois façam depósitos e retiradas na medida de suas necessidades.

    De vez em quando, um balanço é necessário. Se o saldo for positivo, os amantes podem investir em "letras do tesouro individual" (um carinho especial, um presente), ou podem, ainda, guardar o saldo para alguma emergência (fases difíceis, crises). Se o saldo estiver negativo, é importante fazer novos investimentos para a conta não fechar, isto é, o relacionamento não morrer. Há contas em bancos emocionais que só não fecham por descuido, pois todo mundo retira e ninguém deposita.

Capítulo 4

As fases do encantamento e do desencantamento

CADA ETAPA DA VIDA TEM TAREFAS A SEREM CUMPRIDAS E DEsafios a serem enfrentados. O casamento, da mesma forma, tem suas fases, uma espécie de agenda própria, com eventos e dinâmica particulares.

Existem basicamente cinco fases no casamento: a primeira, do encantamento, quando um está enamorado do outro; a segunda, do desencantamento, da des-idealização; a terceira, que chamo de "crescei e multiplicai-vos", quando a mulher se dedica aos filhos pequenos e o homem está se afirmando profissionalmente, consolidando uma carreira. A quarta fase é de questionamento e redefinições e, por fim, já na maturidade, há uma fase de reintegração, quando os filhos já são adultos e o casal pode se redescobrir e se reaproximar.

Claro que as fases não são rígidas, com tempos definidos e seqüências predeterminadas, com uma necessariamente seguindo a outra. Mas são momentos que todos os relacionamentos atravessam, com maior ou menor intensidade.

Mergulhando no amor

A primeira fase de uma relação é de encantamento. É um momento em que a gente se sente absolutamente preenchido, em comunhão com o outro. E comunhão significa em comum-união, quando a comunicação é intensa e plena. Há uma nutrição constante do vínculo, uma retroalimentação. Passamos a viver num mundo de fantasias: a fantasia do amor perfeito, do sexo perfeito, do encontro perfeito. A sensação é de completude, de totalidade.

Nessa fase, porém, "o amor é cego". A gente esconde embaixo do tapete as coisas negativas, que podem corroer o desejo e o amor: as pequenas frustrações, as angústias e o medo. Ligamo-nos apenas na energia e vibração que o outro nos transmite. É a fase romântica. As pessoas não querem desgrudar uma da outra. Você deixa de sentir isolamento e solidão. A sensação de confiança no outro é enorme — "você *corresponde* a todas as minhas necessidades" —, o que aprofunda a intimidade.

Os cientistas descobriram que o amor é uma espécie de ópio. No auge da paixão, os amantes ficam literalmente drogados por hormônios naturais, substâncias químicas produzidas pelo próprio organismo que provocam sensações de prazer, bem-estar e satisfação. Elas contribuem para essa visão cor-de-rosa da vida: aceleram nossa pulsação, aumentam a sensação de energia — não sentimos fome nem cansaço — e ampliam a capacidade de percepção. O cérebro aumenta também a produção de endorfinas, morfinas naturais que agem como narcóticos e dão-nos aquela sensação deliciosa de segurança, conforto, plenitude e relaxamento. Ficamos em estado de graça, fora do tempo.

Mas se os cientistas estão começando a desvendar os efeitos desses elementos químicos liberados pelo homem e pela mulher apaixonados, por outro lado ainda não conseguem explicar as causas desse processo químico tão poderoso.

A carta da desilusão

Por mais intensa e prolongada que seja a fase romântica de uma relação, o desencantamento, no entanto, é inevitável. A gente nunca sabe quanto tempo dura a lua-de-mel. Ela pode durar um dia, um mês, um ano, sete anos. Você pode, inclusive, ter muitas luas-de-mel na vida. Mas a fase do desencantamento quase sempre acontece. A desilusão é uma carta do baralho da vida e não dá para fazer parte do jogo sem que ela, mais cedo ou mais tarde, caia em nossas mãos.

Apesar de certa, ela sempre traz a sensação de que fomos traídos. A expectativa de que tínhamos encontrado o príncipe encantado, alguém que poderia preencher totalmente nossa existência, se desfaz. Você maldiz a sorte, não sabe o que fazer, tem vontade de sumir. Na verdade, esse é o momento de confrontação com as expectativas irreais do casamento. É quando começamos a ver as diferenças entre as imagens que construímos do outro e os seus lados sombrios e cotidianos. Na fase da conquista, da sedução, a gente só mostra o lado bonito e ensolarado de nossa personalidade. As sombras, as fraquezas, as feridas emocionais, os medos ficam escondidos. Mas sempre chega o momento em que as coisas que estavam embaixo do tapete aparecem à luz do dia.

Quando as sombras tomam corpo, empreendemos uma luta muitas vezes desesperada para mudar o outro, para que ele corresponda à imagem idealizada. Você não o aceita como ele é. Há um confronto, uma briga pelo poder, uma tentativa de modelá-lo à sua fôrma. Isso pode gerar uma enorme competição para ver quem manda mais, quem vai submeter o outro ao seu modelo, quem dá a última palavra. Nesse momento, as pessoas são capazes de qualquer coisa: sufocam, oprimem, chantageiam, ameaçam, castigam-se mutuamente.

Não dá para prever quanto tempo dura essa fase do casamento. Pode durar pouco, pode se prolongar durante anos e anos, pode até acabar com a relação. É um período de muita ansiedade, de angústia diante do que está acontecendo e ameaçando o vínculo — porque a relação está mesmo em perigo.

Nesse momento, o sonho dourado da união perfeita acaba. E descobrimos que ninguém pode garantir a felicidade do outro. Você pode até criar condições para que o outro seja feliz, mas não pode lhe dar a felicidade.

Crescei e multiplicai-vos

Esse desencantamento com o parceiro pode coincidir ou ser precipitado pela fase em que o casal resolve ter filhos e se volta para a criação deles. Esse momento — o do "crescei e multiplicai-vos" — é decisivo na vida das pessoas. O homem mergulha no trabalho, tem dois ou três empregos, luta desesperadamente pela sobrevivência ou para afirmar-se numa carreira. A mulher é engolida pelo cuidado com a casa e as crianças e, muitas vezes, também com sua própria definição profissional. Esse embate drena todas as energias do casal. É uma época em que os dois engavetam frustrações, mágoas e raivas do passado.

A qualidade do vínculo muda. Nessa fase, muita gente forma uma parceria, uma corrida de revezamento. São tantas as necessidades, as pressões cotidianas — e sobreviver quer dizer "viver apesar de" —, que se estrutura entre o casal uma espécie de pronto-socorro mútuo. Os dois desenvolvem uma divisão e cooperação diante dos trabalhos domésticos — enquanto um faz o jantar, o outro põe as crianças na cama — para que possam depois ter um tempinho maior juntos. Ou para que seja possível fazer alguma coisa que fuja da rotina, traga renovação ou preencha necessidades — "você vai à natação e eu fico em casa" ou "você fica com as crianças enquanto vou ao cinema com minhas amigas" —, pequenos expedientes sem os quais a vida fica ainda mais dura.

Outros, em vez disso, se distanciam. Ficam tão tomados pelas imensas tarefas do cotidiano que perdem o parceiro de vista. Muitos casais não têm tempo de conversar dez minutos durante o dia. Conseguem fazer amor no máximo entre um e outro *plim-plim* da TV, no sábado à noite. Isso quando conseguem. Não dividem também os trabalhos domésticos nem desenvolvem nenhum tipo de cooperação.

Se esse período da vida não for enfrentado com muita paciência e cuidado com o outro, trará, com certeza, mais frustração, mais raiva e desapontamento. E vai aprofundar emoções negativas que já estavam emergindo após o fim da fase de encantamento. Com isso, o relacionamento pode estagnar, encalhar e virar uma prisão insuportável.

Os momentos de desencantamento são muito dolorosos porque envolvem doses inevitáveis de frigidez emocional. Nem sempre é fácil superá-los. Se sentimos que nos faltam condições ou recursos para enfrentá-los, devemos procurar ajuda.

O casamento do não com o sim

As reavaliações, periódicas ou não, são formas de resolvermos ou acomodarmos as inquietações de cada um desses momentos do casamento. Mas há uma fase específica, por volta dos 30 anos, em que os questionamentos e as redefinições ganham maior força. É quando o casal, ou um dos parceiros, questiona o vínculo, faz um balanço da ligação. Nesse momento, você se pergunta se realmente pode preencher o outro, e o outro a você, nas coisas mais profundas e significativas. Essa é a grande chance de se libertar das mágoas, ressentimentos e frustrações em relação ao companheiro. Se isso não for feito, o mundo interior de cada um se transforma num "pote até aqui de mágoas". Essa sensação fica gravada nos olhos. A imagem do espelho reflete esse cansaço existencial. Não há como fugir. É preciso primeiro esvaziar o pote, diluir os ressentimentos, para que novos sentimentos e sensações possam brotar.

Conseguir essas mudanças significa enfrentar um processo trabalhoso que pode, em compensação, dar lugar à ternura, ao cuidado com o outro e à identificação. Se isso não acontecer, o casal pode simplesmente passar a conviver, mas de maneira completamente "desenamorada", o que significa um divórcio emocional, ou então chegar ao divórcio real.

A busca de integração

Num relacionamento consciente, em que as pessoas conseguem superar as fases difíceis e seguir juntas, pode-se chegar a um momento de integração. É quando atingimos um equilíbrio entre a individualidade e a intimidade. Não existe mais a disputa sobre quanto é meu, quanto é seu e quanto é nosso. Meu parceiro fica sendo o amigo de todas as horas, meu companheiro. A relação flui e as dificuldades vão sendo negociadas no dia-a-dia. Essa fase geralmente acontece quando os filhos já são adultos e o casal consegue se redescobrir e se reaproximar.

Isso é bem diferente da simples — e tão comum — acomodação que ocorre entre casais que não brigam e não questionam nada por pura desistência. Nesses casos, as pessoas já não esperam mudanças. Sentem-se condenadas a viver com o que têm. Na fase de integração, ao contrário, o que existe é o verdadeiro companheirismo, conquistado ao longo do tempo, com esforço, e não por um passe de mágica.

Capítulo 5

Contratos: casando e re-casando

EXISTEM TRÊS DATAS QUE SÃO CELEBRADAS E RITUALIZADAS AO longo do tempo, em todas as civilizações e em todas as culturas: o nascimento, o casamento e a morte. Nas diferentes culturas, há também vários mitos que nos falam sobre o destino. Alguns trazem visões fatalistas e estáticas: dizem que o destino já está escrito e ao homem, diante disso, só resta uma atitude de aceitação e conformismo. Outros sugerem que você pode acolher o seu destino sem se tornar necessariamente uma vítima dele. O homem seria, então, responsável pelo seu próprio destino, autor de seu *script*, o ator principal que pode, ao longo da vida, reinventar seu personagem.

Existem ainda visões como a do filósofo francês Sartre, para quem o homem não é uma marionete do destino, mas, apesar disso, não tem poder absoluto sobre sua própria vida. É jogado no mundo sem a possibilidade de escolher seu momento histórico, sua classe social, sua raça, seu sexo ou seus pais. A partir desse momento inicial de não-escolha, no entanto, o indivíduo se faz homem ou se faz mulher e pode negociar com a vida.

O casamento é um dos campos dessa negociação. E também pode ser visto com os mesmos olhos que vêem o destino — como algo estático, predeterminado ou como um processo, como algo que nós construímos e podemos modificar.

Antigamente, o mínimo que se esperava de um casamento é que ele durasse até a morte. A união com outra pessoa era, assim, uma espécie de prisão perpétua. A única saída era rezar para o parceiro morrer. Não é à toa que alguns livros tipo "como matar o seu marido em 20 lições" foram publicados. Ensinavam como levar o outro à loucura ou a fazer a sua pressão subir abruptamente e seu colesterol também.

As pessoas não podiam se separar ou divorciar porque as sanções impostas pela sociedade eram brutais, especialmente para a mulher. Ela era desonrada, deserdada, posta para fora de casa, perdia todos os amigos. A vergonha era tanta que se agüentava qualquer coisa.

Com o tempo, felizmente, essas coisas foram mudando. Surgiu a idéia de que o casamento deveria ser encarado como um contrato renovável com cláusulas claramente estabelecidas entre o casal. Se isso ocorre periodicamente e de forma natural nas empresas, onde o contrato de participação entre os diferentes sócios é reavaliado a cada mudança, por que não na relação entre duas pessoas?

A meu ver, um dos melhores contratos de casamento foi descrito por Nena e George O'Neil em seu livro *Casamento aberto*,[2] onde os dois pesquisadores discutem as diferenças entre o casamento fechado, tradicional, e o casamento aberto.

Segundo eles, o casamento aberto pressupõe que os parceiros possam viver juntos em harmonia, cada um respeitando a individualidade e a liberdade do outro.

O casamento fechado, sutilmente inculcado por treinamento desde a infância, por sua vez, é formalizado pela Igreja e pelo Estado e forçado pela pressão social. Conhecemos muitas uniões desse tipo. Suas cláusulas determinam que os parceiros devem aparecer sempre juntos, devem ter os mesmos amigos e desprezar os que o outro não tolerar, devem sempre participar juntos das férias e da maioria das diversões, devem sempre estar à disposição do capricho e isolamento do outro, devem pôr seu dinheiro numa caixa financeira conjugal e jamais, em tempo algum, devem vir a sentir atração por qualquer outra pessoa do sexo oposto.

Reescrevendo o contrato

O casamento é um contrato. Contudo, é mais do que só um contrato legal entre marido e mulher e a sociedade em geral: é também um contrato psicológico entre os parceiros. Esse contrato psicológico foi-nos determinado, até certo ponto, muito antes de começarmos nosso primeiro dia de vida conjugal. É, de vários modos, um contrato estabelecido à revelia, no sentido de que não é escrito, o que, no entanto, não o torna menos obrigatório.

Em nossos casamentos, agimos de acordo com a maneira pela qual fomos educados, com algumas modificações baseadas na experiência pessoal. Somos guiados por ideais vindos do passado. Se nossos pais tiveram um casamento infeliz, podemos tentar assegurar que o nosso será diferente do deles, mas mesmo tal diferença será elaborada dentro do contexto do casamento fechado que tem sido usado na sociedade ocidental durante os últimos séculos.

Você pode argumentar que não concordou com as cláusulas do casamento fechado. Você casou por amor, para ter filhos e para ser feliz. É claro que foi. Mas, sutilmente, insidiosamente, mesmo sem você saber, as cláusulas do casamento fechado começam a privá-lo de sua liberdade e individualidade, tornando-o escravo do casamento.

Cláusulas do casamento fechado

1. Dependência emocional x igualdade

A primeira cláusula definida num casamento fechado é a posse sobre o companheiro: "você é meu", ou "mulher boa tem dono". Essa cláusula gera grande insegurança — "vou me amarrar, deixar de ser como sou" — e enorme dependência emocional — "não consigo viver sem você". É como se o ideal a ser atingido na vida fosse o de se transformar em peso morto, o de viver pendurado em alguém, e não sobre os próprios pés.

No casamento aberto, ao contrário, a base da relação é a igualdade. Enquanto no casamento fechado "eu sou a tua metade", no casamento aberto cada um é responsável por si e capaz de se cuidar. A essência dessa igualdade é a mutualidade: *um ajuda o outro a crescer*.

2. Renúncia x crescimento

A segunda cláusula do casamento fechado traz consigo a rejeição da própria individualidade: como ele detesta música, ela nunca mais ouvirá seus CDs porque assim estará demonstrando seu amor através da renúncia. Em compensação, ele promete não ir mais ao futebol aos domingos para que ela não fique sozinha em casa. Para viver juntos, os dois se anulam.

O sacrifício como prova de amor é uma idéia muito enraizada na tradição cristã. A moderna psicologia, porém, descobriu que a renúncia acaba sendo uma arma letal, pois gera mágoa e ressentimento. O resultado é um processo de diminuição mútua, em que cada um se trai e deixa de viver coisas que considera importantes. Acontece que o ressentimento é a raiva cozida em fogo lento, que mais cedo ou mais tarde vem à tona. Nessa relação em que cada um se apaga, tanto o homem como a mulher deixam de ser indivíduos para desenvolverem uma igualdade de prisioneiros, numa cela construída pelos dois.

No casamento aberto, cada um procura manter sua identidade e, ao mesmo tempo, cria condições para que o outro se desenvolva. Se você colocar uma planta num vaso, o crescimento dela será proporcional ao tamanho do vaso. Num campo aberto e exposto ao sol e à chuva, a planta se expandirá em todas as direções e crescerá até o limite máximo de sua capacidade. É isso que devemos buscar numa relação. Uma união é saudável quando cada parceiro exerce o direito de se encontrar e se realizar. Esse crescimento individual conduz à renovação do relacionamento.

3. Falsa harmonia x negociação

A terceira cláusula do casamento fechado é manter sempre a "frente unida". É preciso manter as aparências e, para não brigar, os casais não discutem suas diferenças. Fingem que estão sempre de acordo e, para "uso externo", vivem em perfeita harmonia. Mas como as diferenças existem e nunca são negociadas, elas acabam por destruir o amor, que vai sendo lentamente corroído de dentro para fora. Como não há liberdade individual nem igualdade, surgem antagonismos insolúveis ou, então, o mais forte domina o mais fraco.

No casamento aberto, como as cláusulas estão sempre sendo repensadas e "reescritas", sempre é possível renegociar a relação, fazer novos pactos, acordos e trocas.

4. Papéis ideais x companheirismos

O casamento tradicional tem, ainda, uma cláusula invisível: cada um deve viver sempre de acordo com o conceito ideal de marido ou mulher. No casamento aberto, ao contrário, as responsabilidades são divididas. O homem e a mulher não são atores representando um papel — "boa dona de casa", "marido perfeito" —, mas companheiros capazes de se ajudar mutuamente. As obrigações domésticas são tarefas diárias que alguém tem que realizar, e não um campo de batalha onde a frigideira vira uma arma de guerra.

5. Fidelidade por coerção x fidelidade por escolha

No casamento fechado existe a cláusula da fidelidade absoluta — por coerção, e não por escolha. Essa é a garantia da permanência da relação: "Eu espero que você jamais sinta atração por outro", ou "eu farei tudo para você preferir estar ao meu lado todos os dias, todas as horas, a ficar em qualquer outro lugar e com qualquer outra pessoa". O casamento fechado é fechado para o mundo.

Já no casamento aberto não existe fidelidade vigiada, mas sim uma opção livre e consciente: "Sou fiel a você e à nossa relação porque isso é importante para mim." Essa noção de fidelidade é baseada em confiança mútua. O convívio com outras pessoas é encarado como algo enriquecedor, e não como uma possível traição.

6. Exclusivismo x liberdade

A última grande cláusula do casamento fechado é o exclusivismo total — "eu vou ser tudo para você e você vai ser tudo para mim". É a idéia de que ficando dia e noite juntos preserva-se o casamento. Para crescer, no entanto, precisamos de espaço, de ar. A proximidade excessiva acaba inevitavelmente gerando atritos. Se duas pessoas vivem coladas uma à outra — "eu só vou se você for" —, acabam se sufocando mutuamente, matando seu relacionamento.

O casamento aberto é um contrato onde liberdade individual e crescimento mútuo substituem a escravidão recíproca. Isso implica a revisão de algumas de nossas práticas cotidianas. Muita gente acredita que o casamento é uma barganha, na base do olho por olho, dente por dente: "Se eu te dou tanto, você tem que obrigatoriamente me dar a mesma quantidade" ou "tudo o que você pode fazer eu também posso".

Atualmente existe uma verdadeira obsessão pela igualdade e às vezes esse desejo é extremamente infantil, como se fossem duas crianças birrentas disputando quem pode mais. Ele diz: "Não te dou dinheiro." Ela responde: "Então não faço amor." Na verdade, esse sistema de trocas poderia ser chamado de *igualdade de machucados*, porque a única coisa que ele garante é que os dois vão acabar se sentindo igualmente miseráveis.

O contrato consciente de casamento

No casamento consciente, cada um busca estar seguro de si, inteiro, e reparar, através da união, os danos causados pela vida.

As características do casamento consciente

1. Você tem uma imagem mais fiel e real do parceiro.

No contrato inconsciente de casamento, casamos não com um parceiro real, mas com a imagem ideal de companheiro projetada sobre a pessoa que está do nosso lado. Ao nos apaixonarmos, fazemos uma fusão entre essa imagem do outro e do que esperamos dele — o que muitas vezes corresponde à imagem de nossos pais. Você vê o outro como gostaria que ele fosse ou o associa à figura materna ou paterna, ou ainda ao oposto do que os pais representam. Freud, o criador da psicanálise, acreditava que a escolha do outro se baseava geralmente na opção por alguém que se parece conosco; que se parece com o que éramos ou gostaríamos de ser; ou que se parece com alguém que representou um papel importante em nossas vidas, muitas vezes a figura materna ou paterna, protetora.

No casamento consciente, você cria uma imagem mais fiel e real do parceiro, não como o seu salvador, mas como outro ser humano ferido pela vida e lutando, como você, para se curar e ser melhor.

2. Você compreende que seu relacionamento pode ajudar a curar as feridas emocionais do passado.

Você começa a fazer o trânsito para o contrato consciente de casamento quando percebe que o seu relacionamento amoroso tem um propósito — que por muito tempo esteve oculto —, que é o de curar as feridas emocionais da sua infância ou do seu passado. Quando você faz um raio-x da sua relação com esses olhos certas coisas começam a fazer sentido. Na vida, não é só o que está em cima da mesa que conta, mas também o que está por baixo. Ao expor nossas motivações escondidas ao companheiro, ele também pode ajudar a curar nossas feridas e nós as dele.

3. Você comunica ao parceiro suas necessidades e desejos.

No casamento consciente, você assume a responsabilidade de expor ao companheiro suas carências, em vez de acreditar, como as crianças fazem, que ele tenha a capacidade de adivinhar o que você quer ou precisa. Em vez disso, compreende que é preciso haver canais de comunicação claros entre vocês.

4. Você tem consciência da sua forma de agir.

No casamento inconsciente, você reage sem pensar. E as respostas mais primitivas e instintivas de nosso inconsciente são atacar, fugir ou se submeter. Quando o casamento se torna consciente, você se treina a agir mais do que a reagir e, portanto, comporta-se de forma mais construtiva, e não só impulsiva. Você controla melhor suas ações e seu comportamento.

5. Você aprende a valorizar seus desejos e os do outro.

Aprender a dar valor às necessidades e desejos do outro tanto quanto aos nossos é outra das cláusulas do casamento consciente. Também é importante aprender novos recursos para você mesmo satisfazer suas fomes. Ao deixar de ver o outro como quem vai magicamente saciá-lo, como acontece no casamento inconsciente, você abre espaço para que ele realmente possa lhe ajudar.

6. Você aceita o seu lado negativo.

No casamento consciente, você abraça e integra o lado escuro da sua personalidade. Assume abertamente suas necessidades e limitações e a responsabilidade por elas, não projeta no outro os seus próprios defeitos. Isso cria um clima menos pesado e hostil no relacionamento.

7. Você aprende a desenvolver seus próprios talentos.

No casamento consciente, você busca em si mesmo as forças que precisa para realizar o que está desejando. Passa também a desenvolver habilidades que até então não havia descoberto. Uma das coisas que fez você se sentir atraída por seu parceiro foi reconhecer nele recursos que você não tem. Isso possivelmente trouxe uma sensação de totalidade — se ele é o que você não é e você é o que ele não é, então formou-se um vínculo de complementaridade.

Numa relação, muitas vezes, como lembra o terapeuta Paulo Gaudêncio, o casal revive a fábula da cigarra e da formiga. Um faz o papel de cigarra: vive por aí cantando, no bembom, querendo só curtir a vida. O outro, por sua vez, está sempre ocupado, batalhando, trabalhando desesperadamente. Mas todos nós temos um lado cigarra e um lado formiga. E precisamos deixar que eles desabrochem. Desenvolver esses potenciais de nossa personalidade é o que permite a possibilidade de construir um vínculo mais equilibrado.

8. Você assume a dificuldade de criar um bom casamento.

Conseguir viver um casamento consciente é muito raro. O amor maduro não vem pronto nem é um produto que se pode adquirir num passe de mágica, comprar aos quilos ou aos metros. Ele é fruto de um processo, de uma proposta de vida e, para atingi-lo, é preciso lutar por ele. Nesse processo, a gente vai se dando conta da necessidade de integrar as diferentes facetas e aspectos de nossa própria personalidade para, então, poder integrar-se com o outro. Ao experimentar essa sensação de união com o parceiro e de unidade com você mesmo é que se vai conseguindo reparar as feridas emocionais e os traumas vividos.

Por fim, é preciso aceitar a imensa dificuldade que é ter um casamento desse tipo. No contrato inconsciente é muito mais fácil: você acredita que basta encontrar o parceiro certo, o príncipe ou a princesa encantados. Quando o contrato de casamento é consciente, você percebe que a questão não é encontrar o parceiro perfeito, mas *tornar-se* você mesmo um bom parceiro.

Um relacionamento saudável implica *hard work*, arregaçar as mangas e ir à luta. Requer compromisso e coragem para crescer e mudar. Não é uma dádiva, mas uma conquista, uma construção diária que, para ser feita, precisa muitas vezes passar por uma desconstrução de coisas dentro de cada um e do desenvolvimento de novas possibilidades.

Capítulo 6

Ingredientes da vida a dois

Não há fórmulas prontas para construir um bom relacionamento. Você tem que enfrentar o medo do desconhecido e passar por todo um processo de aprendizado na base do ensaio e do erro. Podemos pesquisar profundamente o assunto, ler uma série de livros, inclusive este, fazer cursos, mas só aprenderemos a nos relacionar quando mergulharmos numa relação. É como começar a nadar: só caindo na água é que se aprende.

Mas podemos ter, pelo menos, a noção do que queremos num relacionamento. Todos nós temos necessidades emocionais. Cada ser humano tem a sua. E vai pela vida procurando aquilo que mata sua fome, seja ela de amor, de sexo, de companheirismo, do que for. É fundamental que cada pessoa tenha consciência desses ingredientes, do que está buscando. Da sua fórmula pessoal. É como fazer um bolo: quando se faz um bolo pela primeira vez, pode-se errar nas medidas. Ele pode não crescer ou ficar sem graça. Com o tempo, você ajusta a receita, acrescenta novos ingredientes e seu bolo vai ficando mais saboroso. É natural fazer isso, até porque, ao longo da vida, nossos gostos, nossos valores, nossas necessidades vão mudando.

Cada pessoa precisa inventar sua receita. Eu adotei a de um famoso professor americano, Sol Gordon, e venho mexendo em seus ingredientes ao longo do tempo. Mas alguns continuam básicos, indispensáveis. O primeiro deles é o amor. Amar quer dizer muitas coisas e talvez tenha um significado para cada pessoa. Para mim, amar significa intimidade, carinho, poder contar com o outro, quando pára de chover em nossa horta.

Amar é cuidar, e cuidar é amar. Cuidamos da nossa casa, dos vínculos que temos com as pessoas, da própria saúde, de um bichinho de estimação. No amor, as coisas mais simples são as mais importantes, e uma das coisas mais simples é a amizade. Amar significa ser amigos íntimos. Um casamento sem amizade não é um casamento. É um ajuste entre dois estranhos para ir gerenciando a vida.

O segundo ingrediente básico da minha receita para um bom relacionamento é o senso de humor. Na relação a dois, só o amor não basta. Uma dose de senso de humor é fundamental. Na vida cotidiana, as grandes catástrofes não são tantas. Mesmo assim, muita gente gasta uma quantidade incrível de tempo e de energia vivendo como se a cada momento fosse acontecer um desastre. Ser capaz de rir de si mesmo, das próprias fraquezas, da falta de jeito diante dos imprevistos, rir junto com o companheiro das trapalhadas da vida é importantíssimo num casamento. É preciso aprender a achar graça das nossas próprias loucuras e das loucuras do outro.

Conversar gostoso sobre as coisas do dia-a-dia também é básico. Falar sobre o que você fez hoje, o telefonema da sua mãe, a política, o trabalho, os acontecimentos diários — faz parte de um bom relacionamento. Também é bom conversar com o companheiro sobre aquilo que a gente não fala para mais ninguém: nossos ataques de fúria, nossos medos. Isso permite que cada um vá descobrindo o outro e se descobrindo.

É fundamental aquela meia hora em que sentamos juntos e conversamos, onde o mais importante não são as coisas práticas, mas o que sentimos ou vivenciamos: se eu passei o dia inteiro preocupada ou se fiquei sonhando, imaginando alguma coisa gostosa; se contei as horas para voltar para casa ou se tive medo de te reencontrar — por que esse medo?; ou se não sabia se contava aquilo que senti quando você saiu, ou quando disse que ia telefonar e não telefonou. São essas trocas que aprofundam o amor ("Eu te mostro o meu, você me mostra o seu").

A quarta coisa mais importante da minha fórmula é sexo. Falar sobre sexo é importante, mas o fundamental mesmo é deixar o corpo falar, se expressar, transformar sentimento em movimento. Apenas 35% da comunicação entre as pessoas é verbal. O resto é não verbal. Por isso se diz que o corpo fala mais alto. Sexo é uma força criadora e recriadora. Cria calor, energia, vida, e recria o prazer, o amor e a intimidade.

O envolvimento com alguma coisa fora da relação e do trabalho é fundamental. Todo mundo deveria ter um "algo mais" na vida, um trabalho comunitário, praticar um esporte, aprender algo que traga prazer. Novos desafios e vitórias fazem com que cada um reforce sua autoconfiança, se enriqueça e assim tenha algo mais para compartilhar.

Os amigos são ingredientes indispensáveis na vida a dois. É normal ter amigos em comum. Gente solteira ou sozinha na vida geralmente anda em turma. Quando você estabelece um vínculo, a tendência é formar um pequeno grupo de casais, aqueles dois ou três (às vezes meia dúzia) com quem vocês mais se identificam.

Entretanto, como na vida cada um tem suas preferências e seus interesses, é saudável também ter amigos à parte, ou seja, ter o seu clube da Luluzinha e o seu clube do Bolinha.

Para o homem, tomar uma cerveja com os amigos, sair com eles para assistir a um jogo no domingo é um elemento de identificação, de renovação, uma afirmação do companheirismo. Basta ver como os anúncios de cerveja apelam para esse aspecto para perceber como ele é um elemento fundamental no universo masculino.

As bebidas têm seus simbolismos: vinho é a bebida do amor, que cria aquela atmosfera romântica que propicia a entrega para o outro; o champanhe é para comemorar as grandes ocasiões e a cerveja é símbolo da camaradagem.

O clube da Luluzinha, bem mais intimista que os clubes masculinos, também é indispensável. As mulheres precisam dessa convivência onde se fala das fraldas das crianças, das grandes crises afetivas, passando por moda, política e relações familiares. É um elemento de identificação também, onde percebemos que as coisas que vivemos não acontecem só com a gente e aprendemos com as amigas a ver o mundo de formas diferentes das nossas.

Um casal, por mais que goste de ficar junto, precisa inventar espaços para usufruir dessas trocas. Do contrário, um vai espremendo o outro até os dois se sentirem trancados dentro de quatro paredes, sem ar para respirar. Daí para transformar o casamento num "inferno gelado", basta um passo.

Compartilhar os maus momentos também é essencial. Tem coisas na vida que fazemos por prazer e muitas outras por obrigação. Na hora de segurar a barra, nas horas difíceis, é bom poder revezar. Se eu tenho que segurar uma batata quente na mão e você se oferece para ajudar, isso alivia, permite que eu me refaça e recupere as energias para continuar. A gente não compartilha apenas o bem-bom. Isso é uma delícia, mas dividir as batatas quentes da vida faz uma enorme diferença e cria o verdadeiro companheirismo.

Tolerância é um ingrediente que não pode faltar na fórmula de cada um. É preciso ter paciência e aceitar as manias do outro, sua irritabilidade, seu cansaço, seus esquecimentos, seus pontos de vista arbitrários e contraditórios. Às vezes a gente bebe demais, gasta demais, faz julgamentos apressados, critica o outro injustamente. A tolerância é especialmente importante nas épocas de crise. É quando ficamos com os nervos à flor da pele e qualquer coisa pode desencadear uma explosão ou uma implosão. Nesses momentos é preciso ter muito tato, ter cuidado com os sentimentos do outro, ou seja, um cuidado em dobro para não machucar e assim evitar ser machucado.

Qual é a sua receita?

Essa é a minha receita. Das dezenas de variáveis que existem num relacionamento, muitas das quais a gente não controla, essas seriam as mais significativas. Mas essa história de querer ser um casal 20 — cada um tirando nota 10 diariamente — só existe nas novelas. Na vida real, a gente tenta acertar, tenta se equilibrar e vai encontrando felicidade no tentar.

E a sua receita, como é? Quais os ingredientes indispensáveis que você reuniria para fazê-la? Além de relacionar seus ingredientes prediletos, um bom exercício é tentar ver se, nos últimos tempos, você mudou sua fórmula. Como era, por exemplo, a sua receita há cinco anos? Qual o ingrediente que não era tão importante e que agora passou a ser indispensável? E quais os que perderam sentido e hoje são supérfluos? Afinal, quais são os ítens fundamentais da cesta básica do seu relacionamento?

Capítulo 7

Epidemia de preguiça sexual

DURANTE O PERÍODO DA REVOLUÇÃO SEXUAL MUITA COISA BOA aconteceu: em relação aos papéis sociais sexuais diminuiu muito o machismo e o marianismo (a condição de superioridade e dominação do homem e de inferioridade e submissão da mulher); o movimento de libertação feminina fez com que a mulher entrasse em contato com a sua sexualidade e passasse a expressá-la de forma mais livre e consciente.[3]

Surgiram as pílulas anticoncepcionais, o que levou a uma troca muito grande de parceiros. Não se envolver passou a ser a meta. Sentir menos para desempenhar melhor, ou seja, anestesiar o sentimento. Uma máquina faz todos os movimentos com perfeição, mas não sente nada.

Uma crença muito comum do período da revolução sexual era que ciúme, culpa, posse, dependência não faziam parte dos relacionamentos humanos. Obviamente, a troca muito intensa de parceiros só era possível na medida em que esses sentimentos fossem reprimidos ou rotulados de antinaturais.

Porém, pouco a pouco as pessoas foram se conscientizando de que essa alta rotatividade vai saturando e causando profundas frustrações.

As mulheres estavam se cansando de ter predominantemente ligações passageiras, trocas fictícias, breves aventuras que duravam uma noite ou a metade de uma noite, não queriam mais se sentir usadas ou se perceber como objetos sexuais (com graves danos para sua auto-estima e para a consciência do seu próprio valor).

O início da revolução sexual foram anos de deslumbramento com a recém-adquirida liberdade, como tão bem explicam Kinder e Cowan em seu livro *Maridos e mulheres*.[4] Segundo eles, as pessoas se atiraram a experiências até então proibidas. A moda era ser liberado, não se reprimir. Na verdade, o que houve foi uma perda da consciência dos próprios limites e da realidade. O que interessava era a quantidade de parceiros, e não a qualidade dos vínculos. Entretanto, depois do surgimento da Aids (1984), a excitação começou a diminuir e a vibração a empalidecer.

Por outro lado, qualquer exposição prolongada e repetida a um mesmo estímulo leva à saciedade. Há apenas um certo número de lanches que alguém pode comer sem enjoar. Suponhamos que você adore cachorro-quente. Você come o primeiro, é delicioso, "divino-maravilhoso". Depois come o segundo e é supergostoso. Então come o terceiro, que também é bom. Mas chega um momento em que você não sente mais prazer. Come por comer. O que significa que a repetição do estímulo diminuiu a intensidade da resposta.

Então, a revolução sexual acabou. Mas o que a substituiu? Será que de repente entramos numa nova era de desejo e atração renovada por aqueles que amamos? Infelizmente não. Para Kinder e Cowan, fomos jogados numa espécie de limbo sexual e ainda estamos nele. Há um entorpecimento sexual geral. É como se a maioria dos homens e das mulheres estivesse operando com baterias fracas, produzindo apenas as mais frágeis fagulhas sexuais.

As raízes da apatia

Há uma série de razões para essa frieza sexual que está atingindo tanta gente. Primeiro, a televisão nos inundou durante anos com imagens eróticas nunca vistas na história da humanidade. Jamais uma geração assistiu a tantas cenas de sexo explícito e implícito como a nossa. Deu-se o "fim do mistério". Nós já vimos de tudo! Vivemos presos a imagens mais fortes do que a realidade. As imagens que a TV nos mostra são sempre de pessoas com um corpo jovem, super-saudável, em plena forma. Um corpo que não se transforma: não engorda, não emagrece, não adoece, não envelhece.

Essas imagens eróticas e as novelas criam em algumas pessoas desejos até recentemente impensáveis. Outras têm uma reação diferente: sentem tristeza por aquilo que jamais farão (todos temos dentro de nós um reservatório de cenas de amor não vividas), seja por causa das suas defesas psíquicas, seja pela recusa de seus parceiros. Outros ainda acabam deslocando seu impulso sexual e vivendo sua sexualidade num plano mais imaginário do que real.

Sabemos também que a visão contínua dessas cenas eróticas ou de amor romântico pode provocar uma reação inversa à esperada: a da insatisfação originada da comparação ("nunca vou ter uma mulher assim"), ou da saturação, nascida da hiperexposição ("já não agüento mais ver tantas cenas de nudez"), em que o desejo sexual pode ficar bloqueado, congelado.

A segunda razão para a apatia sexual vigente é a crise. Está muito difícil conseguir fazer amor com tantos problemas. Nas horas de crise, o que acontece com o nosso apetite sexual? A nossa reação pode ficar extremada: ou a gente come e não sente o gosto do que está comendo, ou seja, faz amor mecanicamente ("um, dois, três, quatro; um, dois, três, quatro; um, dois, três, quatro e tchau") ou podemos ficar meio assexuados, alienados, desligados ("não estou a fim de verdade").

É fácil fazer amor quando tudo vai bem, quando se está feliz e o outro também, mas nas épocas "terroríveis" da vida é difícil. A corrente fica fraca, falta energia e as trocas passam a ser escassas. Além disso, nos períodos de crise, é comum haver um agravamento dos problemas sexuais latentes ou crônicos (impotência, ejaculação precoce, frigidez). E ninguém fala sobre isso porque, como já disse alguém, "o segredo mais bem guardado de qualquer casamento é o que acontece na cama". Seria bom, no entanto, procurar ajuda nessas horas, fazer uma terapia ou, se for difícil, pelo menos procurar ler alguns livros sobre o assunto.

A terceira causa do esfriamento sexual é que, à medida que o tempo vai passando e vão se acumulando na relação ressentimentos e mágoas, a vontade de fazer amor pode ir diminuindo. Começamos a ficar mais cautelosos e tendemos a nos fechar para nos proteger de possíveis rejeições ou novas desilusões.

Alguns de nós, para se defender da dor, sublimam sua energia sexual e a canalizam para algo menos ameaçador (cuidar da vida, trabalhar). Outros procuram compensar com experiências substitutivas, por exemplo, vendo filmes ou lendo revistas eróticas (dessa forma, você não tem que se relacionar, não tem que atuar). Outros ainda buscam o contato sexual breve ("uma transa rapidinha"), mais como uma forma de descarregar a tensão sexual que ficou acumulada. Existem casais que depois de ter esse tipo de experiência se surpreendem pensando: "Foi tão bom! Por que a gente não faz isso mais vezes?"

Algo mais?

Isso quer dizer que a outra causa para esse problema universal de preguiça sexual é o fato de que o lugar menos sexy do mundo é a nossa própria casa. No seu livro *Como fazer amor com a mesma pessoa por toda a vida e continuar gostando*, Dagmar O'Connor[5] diz que a nossa casa é o lugar onde temos o maior número de tarefas a cumprir (crianças para cuidar, contas a pagar) e que, portanto, é o local onde se acumulam as maiores tensões, onde brotam nossos maiores conflitos. Por outro lado, nossa casa é também um abrigo, uma espécie de refúgio contra as pressões do mundo moderno, onde buscamos encontrar segurança e proteção.

Como as exigências são infinitas, é preciso inventar um tempo para amar. Sexo não é obra do acaso. A gente faz acontecer. É preciso decidir juntos que sexo deve ser pelo menos tão importante quanto ver televisão.

Qual é o cenário mais comum no final do dia? Depois de já ter trabalhado, limpado a casa, cozinhado, posto as crianças na cama, assistido ao noticiário e à novela, a gente "resolve o assunto" em dez minutos (cinco para o aquecimento e cinco de relação sexual propriamente dita). No entanto é preciso separar um tempo, antecipar aquele momento, estar inteiro (não estar pensando no que deixou de fazer). A sensação não deveria ser de "missão cumprida" ou de "missão impossível".

Outra razão, velha conhecida de todos nós, para essa epidemia de preguiça sexual é o fantasma da mesmice. É muito fácil nos tornarmos pessoas desligadas no casamento: os hábitos e rotinas que matam nossos desejos sexuais parecem surgir naturalmente. É como se vivêssemos sob o lema do "sempre mais, sempre do mesmo". Em um ano, passaremos 365 noites ao lado da mesma pessoa. Em dez anos, 3.650 noites. Em vinte anos, serão mais de 7.000 noites. Noites de amor, noites de preocupação, noites em claro, noites em que a gente simplesmente cai na cama e desmaia de cansaço, noites de todo jeito.

Dagmar O'Connor diz que o casamento é um arranjo perfeito para se evitar o sexo. Pode fornecer mais álibis e desculpas que nos impeçam de usufruir um ao outro do que qualquer esquema planejado pelo ser humano.

Por outro lado, o casamento também oferece oportunidades para experimentações, procuras, acertos, aprofundamento da intimidade. Isso não é um paradoxo — é uma questão de escolha fundamental. Podemos usar o casamento para nos distanciarmos do sexo, do prazer, do outro, ou para nos interessarmos de maneira vital por isso. É bom saber que podemos nos desligar, mas temos o potencial para nos religar.

Capítulo 8

Sexo e amor: aprendendo a conexão

EM SEU LIVRO *O CORPO TEM SUAS RAZÕES*, THÉRÈSE BERTHERAT[6] diz: "Nesse instante, esteja você onde estiver, há uma casa com o seu nome. Você é o único proprietário, mas faz tempo que perdeu as chaves. Por isso, fica de fora, só vendo a fachada. Não chega a morar nela. Essa casa, teto que abriga suas mais recônditas e reprimidas lembranças, é o seu corpo."

"Se as paredes ouvissem..." Na casa que é o seu corpo, elas ouvem. As paredes que tudo ouviram e nada esqueceram são os músculos ("ande assim, não se mexa, tire a mão daí, fique quieto").

Para conformar-se, você se deformou. Seu corpo de verdade — harmonioso, dinâmico, feliz por natureza — foi sendo substituído por um corpo estranho, duro, inflexível, que você aceita com dificuldade. "É a vida", diz você, "não há outra saída."

"Ser é nascer continuamente", diz Thérèse Bertherat. E quantos deixam-se morrer pouco a pouco... Mas você pode reencontrar as chaves do seu corpo, tomar posse dele, habitá-lo, enfim.

Como? Não certamente se você considerar o corpo como uma máquina fatalmente defeituosa e que o atravanca, como uma máquina composta de peças soltas (cabeça, costas, pernas). Eu tive um paciente que me dizia: "Minha cabeça está no banco da frente do carro; meu coração, no banco de trás e minha sexualidade, trancada no porta-malas."

Nosso corpo somos nós. É nossa única realidade perceptível. Não se opõe à nossa inteligência, sentimentos, alma. Ele os inclui e dá-lhes abrigo. Você pode mergulhar nas sensações e depois conhecer a rara satisfação que consiste em morar nele. Você precisa aprender a escutar o seu corpo.

Adquirimos desde cedo um repertório mínimo de gestos nos quais não pensamos mais. Durante o resto da vida repetimos esses movimentos sem criticá-los, sem lembrar que são apenas uma amostra de nossas possibilidades. Como se tivéssemos aprendido só as primeiras letras do alfabeto e ficássemos satisfeitos com as poucas palavras que com elas podem ser formadas.

Quase todos nós usamos no máximo uma centena de variações dentre os 2.000 movimentos (no mínimo) dos quais o ser humano é capaz. Esses gestos tão limitados vão cerceando os nossos movimentos, e o nosso corpo vai ficando rígido, cheio de zonas mortas. A energia vai ficando represada, bloqueada.

Precisamos recuperar a flexibilidade, a espontaneidade, nos soltar. Para sentir prazer é preciso pulsar, fluir. Ao se contrair, você se desconecta da sua natureza animal, do seu sentir, e essa rigidez acaba por impedir a manifestação de seus sentimentos sexuais.

Continuidade x descontinuidade

Estamos todos conscientes do problema da apatia, da monotonia sexual, e estamos todos sabendo que fazer amor vibrante e desinibido acabou se tornando o maior desafio sexual de nossas vidas.

Acontece que o prazer feminino é diferente do prazer masculino. Estudos desenvolvidos no mundo inteiro provam isso. E conhecer essas diferenças é importante para que algumas falsas expectativas não atrapalhem nossa vida sexual.

O homem é quase sempre instantâneo. Ele se dirige ao ato sexual na qualidade de 'macho'. Vai transar para confirmar que é macho. E mede isso pela sua ereção. Quanto melhor a ereção, mais macho ele se sente.

O homem avalia pela rigidez do pênis — e pelo tempo em que ela se mantém — a sua juventude, a sua segurança interior, a sensação de "dever cumprido". A ereção é o centro de gravidade do seu ser. Claro que existem outras sensações, mas na maioria dos casos o caminho para a segurança masculina converge para a ereção e nela termina.

O macho humano não se dirige à mulher para participar com ela do ritual mais antigo da humanidade: o ato sexual. Dirige-se a ela para se afirmar, para dizer a si mesmo "estou aqui". Só depois de acontecer isso é que o macho se sente transformado em homem e se dispõe a participar com a mulher da troca recíproca de prazeres.

Para o homem, o símbolo da masculinidade e do ser não é o pênis, e sim o pênis ereto. Nenhum homem pode se conceber como tal quando sua ereção falha, pois para ele a ereção é a sua essência.

Muitas mulheres não conseguem entender o pânico, a terrível angústia mal dissimulada pelo acender nervoso de um cigarro ou por inumeráveis desculpas, quando o parceiro falha na ereção.

Já a mulher, por sua vez, ao perceber que o homem está concentrado na ereção, sente-se excluída desse vínculo entre o homem e seu órgão sexual. Para poder se aproximar e atingir seu fim, o homem a acumula de agrados e elogios. Ele a faz se sentir uma pessoa desejada. Mas depois, vem a frustração: depois da ejaculação, ela sente que ele "desaparece" e também os abraços, as carícias e as palavras entrecortadas de ternura. Onde estão? O que aconteceu?

O desejo da mulher é muito mais contínuo, permanece após o orgasmo. A mulher tende a sentir de modo duradouro, por isso, fica magoada com o afastamento do homem.

Enquanto o homem é parcial e vai "direto ao assunto", é nitidamente descontínuo, a mulher é total e tem profunda preferência pela continuidade.

Para o homem, um orgasmo é um orgasmo. Para a mulher, o orgasmo é avaliado em relação ao antes e ao depois.

Se não houver continuidade, embora havendo orgasmo, este pode não ter importância.

A mulher é um ser tátil por excelência. Deseja carícias, agrados, ternura à flor da pele. Para a mulher, não há muita diferença, num determinado momento, entre emoção, sinceridade, doçura e erotismo. O homem tende sempre a separar sexo de amor. "Emoção é emoção, sexo e tesão são outra coisa."

Para a mulher, que vive as experiências de forma total e contínua, essa separação não é impossível, mas é muito mais difícil.

O vínculo do prazer

Outro problema freqüente no relacionamento sexual do casal é a desconexão. Muitos de nós dizemos que muitas vezes, durante a relação sexual, em vez de participar, ficamos num canto vendo o que vai acontecer. Isso pode significar que estamos de certa forma desligados. Uma parte da sensação fica, então, bloqueada. Outras vezes, a gente se frustra, se vê deitado junto, ao lado do outro, mas não com ele. Vê-se (de longe) se cobrando, mas não conseguindo, desejando, ao mesmo tempo se retirando, se bloqueando. É normal às vezes ficar como observador, mas o que se busca é a conexão, estar inteiro na relação, sentindo prazer e dando prazer.

A relação sexual é um espelho da relação a dois. Chegar perto e poder demonstrar o desejo, ser desejado, isso tem uma importância central no casamento. Precisa ser preservado. E será na medida em que o outro responder amorosamente, escutando, tocando, abraçando.

Mesmo negando, é preciso procurar ficar em sintonia. Ficar em sintonia é saber quando é o momento de mergulhar, de se dissolver no outro, e quando não é, deixando as sensações acontecerem, sem agir mecanicamente.

Nem sempre, porém, estamos dispostos a fazer amor. Às vezes, as razões são simplesmente físicas, outras vezes não nos sentimos emocionalmente capazes de corresponder. Se você não está com vontade, diga isso. Mas diga com jeito, com amor ("eu te amo muito, mas hoje não estou disposta. Vamos deixar para amanhã?") ou com senso de humor ("socorro, hoje não, amanhã eu prometo, eu juro"). Invente uma linguagem cifrada, um código verbal ("tô congelado, meu bem") ou não-verbal. Todos os casais do mundo fazem isso.

É bom brincar na cama, deitar e rolar, se soltar, se libertar. Sexo não é uma técnica, uma posição a mais. É uma manifestação espontânea da personalidade de cada um ("isso sou eu; isso não sou eu"), uma emoção para ser experimentada e vivida.

Com o movimento de libertação sexual, as pessoas ficaram "boas de cama". Muitos se transformaram em colecionadores de orgasmos. Também com a revolução sexual surgiu a idéia de que o orgasmo é a medida do amor. O orgasmo se tornou uma moeda erótica. Para saber quanto nós realmente nos gostamos basta calcular quantas relações sexuais, quantos orgasmos cada um obteve nesses últimos 30, 60, 90 dias.

Delegou-se ao orgasmo um poder que ele em si mesmo não tem. Acreditou-se que o orgasmo era capaz de apagar todas as frustrações, descarregar todas as tensões, anular todas as agressões, estabilizar todos os relacionamentos.

Acontece que agora estamos num período pós-revolucionário, no qual as pessoas foram se dando conta de que o termômetro da vida não é o número de relações sexuais ou de orgasmos que se tem anualmente, porque na vida existem períodos de amor com sexo e amor sem sexo. O importante é aprender como se cria um vínculo amoroso e o que é necessário fazer para mantê-lo.

PARTE II

As muitas faces do amor

Capítulo 9

Os anos difíceis

Por que um número tão grande de casamentos está em crise? Um dos principais problemas que afeta os casais é a *ausência de intimidade*, a falta de calor no relacionamento, como se as pessoas vivessem juntas, mas estivessem desligadas, desconectadas umas das outras. Muitos casais moram anos a fio na mesma casa, comendo e dormindo juntos, sem terem a menor idéia do que pensa ou sente a pessoa ao seu lado.

Muitos relacionamentos *mantêm-se assim apenas na aparência*. São estagnados, sem movimento. E onde as coisas estão sempre iguais, não há mudança e, portanto, não existe vida. Viver é um constante processo de se abrir e se fechar, de se perder e se reencontrar. É comum as pessoas acharem que para um casamento ser bom, o casal precisa viver sempre sem brigar, sem nunca se desentender, sem ter discussões. Para elas, o contrário do amor é o ódio. Mas na verdade, amor e ódio são um *continuum*: "Eu te amo muito, mas se você faz alguma coisa que me machuca, imediatamente sinto raiva. Então, você vem, se justifica, faz um ato de reparação, e eu volto a te amar outra vez."

Estamos sempre oscilando dentro dessa escala, indo e vindo, às vezes passando longos períodos do lado do amor, às vezes do lado do ódio, ou simplesmente balançando. Portanto, o contrário do amor não é o ódio, mas sim a indiferença. Se eu não me importo mais com você, se tanto faz você estar perto ou longe, vivo ou morto, nosso relacionamento estagnou, morreu.

A grande *dificuldade que muitos casais têm de se comunicar* é outro detonador de sérias crises no casamento. E comunicação quer dizer troca, e não uma série de frases feitas e idéias preconcebidas. Uma das ciladas mais comuns que criamos para encurralar o outro numa discussão é dizer frases como "você nunca cumpre com...", "você sempre...", "eu sabia que...". Começando dessa maneira, já não é possível ter uma conversa franca. As garras aparecem e levantam-se as defesas que impedem o diálogo. Travam-se, assim, as comportas do amor.

Além dessas dificuldades, existem *os mitos e ilusões sobre o casamento*. Desde crianças ouvimos falar que "o casamento é remédio para tudo": cura solidão, sentimento de inferioridade, cotovelos fraturados. Melhor seria que tentássemos resolver nossos problemas emocionais antes de estabelecer uma relação amorosa. Assim, o casamento não seria o grande bode expiatório de nossas confusões. Mas, na prática, nossos problemas emocionais só vêm à tona numa relação afetiva.

A *dependência emocional* também apareceu como uma fonte da crise dos casamentos. Se você vê seu parceiro como a salvação, como alguém que vai resolver todos os seus problemas, então pegou o caminho errado. Existem pessoas que ainda acreditam nisso e encaram o casamento como uma espécie de *ticket-refeição* que, para o resto da vida, vai garantir sua barriga cheia.

O *ciúme* também produz um imenso desgaste nos relacionamentos. Há, inclusive, uma falsa idéia de que ciúme é sinal de amor. Na verdade, o ciúme é fruto de uma enorme insegurança. A pessoa não tem confiança em si, não acredita que alguém possa amá-la, e sente um medo terrível de ser abandonada. A partir daí, "morre de ciúme" e acaba gerando muitos dos conflitos que podem destruir um relacionamento.

O amor contra-ataca

Na última década, os casamentos sofreram um processo de erosão rápida e violenta, muitos deles não conseguindo ultrapassar nem a primeira etapa dos sete anos de convivência.

A tendência atual, no entanto, é de uma inversão. Quem está se casando agora, quem já assistiu ao divórcio dos pais e sentiu na pele o que isso causou, ou viu a família de um ou mais amigos se dissolver, está começando a olhar o casamento de uma forma nova — e melhor.

É uma mudança de atitude, o que evidentemente não livra ninguém dos obstáculos e acidentes de percurso. Mas já há uma postura diferente da geração anterior, que dizia: "A gente casa, e se não der certo, separa." Na verdade, as pessoas precisam aprender a amar, e essa geração parece estar mais consciente de que o amor é um processo de aprendizado e, por isso, está voltando a se casar para o que der e vier.

De qualquer forma, as crises continuam a existir. E para uma crise, individual ou social, não existem respostas prontas nem substitutos para o compromisso e a criatividade. É preciso encará-la como uma chave para o crescimento e para as mudanças, por mais terrível que seja vivê-las. O ideograma utilizado pelos chineses para a crise é o mesmo que significa oportunidade. E as crises são exatamente isso: oportunidades para questionar e redefinir nossas vidas e continuar crescendo.

Aliás, numa crise, a pessoa não tem alternativa, ela tem que mudar. É como cair num rio: ou sai nadando ou se afoga. Ela pode escolher não nadar e desenvolver o sadomasoquismo, que é o *hobby* da moda — as pessoas ficam só se acusando, se lamuriando —, mas pode também sair nadando, questionar-se, tentar redefinir a si mesmo e as situações.

Algumas perdas na vida são necessárias, por mais que doam. E certas mudanças também. Nesses momentos em que os caminhos conhecidos já não servem, é bom avaliar por que as velhas rotas ficaram intransitáveis e quais as novas que podem ser traçadas.

Precisamos reforçar nossa crença de que somos competentes para mudar e recomeçar. Recomeçar significa aprender a crescer novamente, ativamente. Esse reinício depende da capacidade de cada um para reorganizar a própria vida, seja no mesmo terreno, seja em outro território.

Como a vida não vem pronta, mas é um processo de transformações contínuas, é preciso questionar nossos valores básicos, redefinir prioridades contando, para isso, com a experiência acumulada.

Maturidade é exatamente isso: aprender a se desenvolver e usar todas as nossas capacidades, estar aberto para a vida, para os outros e para novas experiências, idéias e opções.

Podemos comparar a vida a um jogo de pôquer, no qual entramos sem saber as regras e os truques. Às vezes, podemos contar com a sorte do principiante. A vida nos dá um empurrãozinho e já saímos ganhando. Mas isso é muito raro. Na maior parte das vezes, não basta, por exemplo, nascer bonito ou rico ou inteligente. É preciso desenvolver nossos talentos.

Sabemos que ao esforço corresponde o mérito, e a ele, a recompensa. Mas o que observamos no mundo de hoje é haver a recompensa sem que exista anteriormente o esforço ou o mérito. Vemos também que muitas pessoas se esforçam, têm méritos e não conseguem obter recompensas. São as injustiças da vida. Elas não devem, no entanto, nos fazer desanimar. Precisamos sempre tentar, ir em frente, acreditar.

Na maioria das vezes, aprendemos na vida através de um processo de ensaio e erro. No relacionamento a dois, é a mesma coisa: a gente vai casando e recasando muitas vezes. Nem que seja com a mesma pessoa. Mas é preciso refazer esse contrato.

Períodos de engarrafamento

Ao comparar estatísticas sobre divórcios em diferentes países do mundo, vemos que existem momentos em que ocorre um maior número de separações. A grande concentração de separações ocorrem no 1º ano de casamento, no 7º, no 15º e no 25º. Esses picos demarcam fases bem distintas, de engarrafamento e estrangulamento na estrada da vida. No Brasil, dados estatísticos do IBGE vêm também indicando um grande número de separações entre o terceiro e o **quinto ano de vida a dois**.

O primeiro ano — Certos casamentos passam por períodos muito difíceis no início. Pode acontecer um trauma logo de saída: uma perda de emprego, uma doença grave, morte na família, o sogro ou a sogra viúvos que vêm morar com o jovem casal, gerando uma série de atritos e conflitos. São situações dramáticas que estão acima das forças e recursos das pessoas para enfrentá-las. O casamento, então, se desfaz.

Outras vezes, o casamento acaba rapidamente por falta de maturidade de um ou dos dois. Com os movimentos de liberação da mulher e sua entrada no mercado de trabalho, as tarefas domésticas foram sendo consideradas menores, coisas de pouca importância. Esse tipo de visão, no início do casamento, pode criar sucessivas crises e frustrações, seja pela incompetência ou **despreparo do outro**, seja pela falta de solidariedade e companheirismo na divisão do trabalho.

As questões profissionais também interferem. Se as pessoas ganham muito pouco e não podem pagar as despesas essenciais, certamente acumularão frustrações que podem gerar brigas e acessos de raiva ("você não ganha nem para pagar a conta do telefone, muito menos do celular.") A falta de maturidade de um ou dos dois para lidar com situações como essa acaba desestruturando o casamento.

Muitas vezes, nessa fase, o casal conta com a ajuda da família para enfrentar as dificuldades do começo da vida a dois. Este apoio pode dar condições para que o jovem casal desenvolva seus próprios recursos e consiga se entender, superando os problemas do início do casamento. Outras vezes, a família acaba por atrapalhar, interferindo de tal maneira que os dois não têm espaço e oportunidade para ir acertando suas diferenças e desenvolvendo sua própria maneira de viver.

O sétimo ano — Ao longo de sete anos de convivência, o casal vai acumulando mágoas por pequenas e grandes expectativas às quais o outro não correspondeu. Os dois vão engolindo sapos com ketchup, lagartixas com maionese e cobras e lagartos com mostarda.

Mas quando o casamento chega perto do sétimo ano, essas mágoas escondidas costumam explodir — ou implodir. É quando você não agüenta mais, porque reprimiu sua raiva e suas incontáveis desilusões ou porque isso provocou um número infinito de brigas que foram corroendo o amor. É um atrito constante, conflitos em cima de conflitos que vão se avolumando e, por efeito cumulativo, acabam provocando um estouro. E nessa explosão, o casamento pode ir para o espaço. A ruptura pode ser tão grande que não é possível — ou não se quer — continuar juntos.

O triste dessa situação é constatar que as pessoas não aprenderam a brigar. Eu descobri que, mal ou bem, todo mundo vai aprendendo a amar. Mas dificilmente alguém aprende a brigar, a negociar as diferenças, os conflitos. Como isso é uma grande dificuldade, vamos escondendo a sujeira embaixo do tapete. Até que há um transbordamento.

Mas em algum momento será preciso juntar os pedaços, ver o que sobrou de um, do outro e da relação. É uma oportunidade de reavaliar o que se fez de errado, o que ainda pode ser transformado e se dá para seguir juntos na vida. É uma crise intensa, dolorosa, mas pode significar o início de um novo ciclo do casamento, construído em outras bases.

O décimo quinto ano — Em torno do 15º ano de casamento, as pessoas começam a se questionar, relembrar os sonhos da juventude que não foram realizados e a pensar seriamente se vale a pena continuar investindo no outro e no relacionamento. Esse período de questionamento e redefinição é fundamental.

Nesse momento da vida, em geral com os filhos um pouco maiores, passamos por uma profunda crise de identidade. Perguntamo-nos mais uma vez quem somos, o que estamos querendo da vida e o que estamos fazendo com ela. Muitos vão procurar ajuda para poderem fazer um balanço de tudo o que aconteceu, do que se estragou, do que se perdeu, do que pode ser reconstruído ou resgatado. É uma hora de redefinição do futuro e da possibilidade de continuar com o companheiro nessa caminhada.

O vigésimo quinto ano — Em geral, a gente casa entre 20, 25 anos e essa crise vai nos pegar na virada dos 45, 50 anos. É a crise da meia-idade. Ela pode levar a um reencontro e a uma reintegração do vínculo. Mas pode também conduzir à acomodação ("ruim com ele, pior sem ele"), quando os dois não vêem outra alternativa para suas vidas.

Se o casal se enreda nas frustrações e se acomoda, o que passa a manter a relação não é mais o cuidado com o outro, a proteção mútua, mas uma espécie de energia negativa. É a raiva que mantém os dois juntos, não o amor. O comportamento é mais ou menos assim: você me agrediu hoje cedo, antes de sair para o trabalho. Eu me senti atacada. Passei o dia inteiro cozinhando aquela raiva em fogo lento. No dia seguinte, dou o troco, com juros. E essa situação tende a se repetir para sempre...

Se as pessoas, ao longo de 25 anos de vida em comum, não administram seus conflitos nem enfrentam as crises, elas se tornam permanentes. E o vínculo muda de cara, passa a se assentar nessa história de ressentimentos. Então, o casal fica junto apenas para manter as aparências, fazendo uma encenação para os outros. Vive representando para si e para o mundo. Em alguns casos, os dois viram uma espécie de mortos-vivos. Em inglês, há uma expressão muito boa para definir essas pessoas: são os *walking deads*, mortos que caminham.

O mundo está cheio de *walking deads*, pessoas que já morreram, mas continuam caminhando pela vida. A maior parte das pessoas morre aos 50, mas só é enterrada aos 70. Elas vegetam: acordam porque têm que acordar, trabalham porque têm que trabalhar, mas não vivem. Elas deixaram de sonhar e acreditar na vida.

Para resolver essas crises, é preciso aprender a negociar os conflitos desde sempre. Não podemos encarar as crises que acontecem em nossa vida e no casamento como situações fixas, imutáveis. Não devemos assinar uma sentença de morte do relacionamento aos 7, aos 15 ou aos 25 anos de vida em comum. Não existem *deadlines*, prazos-limite na convivência a dois. Não podemos traçar linhas de morte nem ficar impotentes diante dos problemas. A negociação dos conflitos é a única solução realmente satisfatória para que possamos reciclar, a cada momento e diante de cada problema, o relacionamento a dois.

Capítulo 10

Entre 8 e 80 existem 72 possibilidades

TODO RELACIONAMENTO ENTRE DUAS PESSOAS SE AJUSTA NA medida em que cada um procura preencher as necessidades do outro. Acontece que nem sempre essas necessidades coincidem, e é desses desencontros que surgem as brigas. Em nossa sociedade existe a idéia de que os conflitos são ruins e, portanto, devem ser evitados. Porém, não são os conflitos em si que são ruins, mas principalmente a maneira como lidamos com eles.

Toda briga, em geral, leva a uma mudança e, por isso, envolve algum risco. Mas podemos usar a briga como ponto de partida de um esforço para ajudar o outro a crescer e melhorar a qualidade do relacionamento.

Numa briga construtiva existe confiança mútua. Um não tem medo que o outro vá se aproveitar da sua fraqueza. Os dois respeitam os próprios limites para que ninguém saia cruelmente machucado.

Briga-se para, juntos, chegar-se a algum lugar, e não para "ter razão" ou destruir as razões do outro. Portanto, numa briga íntima e honesta, não existe um vencedor: ou os dois ganham ou os dois perdem. Em relacionamentos íntimos, "vencer" uma briga pode ser muito mais custoso do que "perder". Se numa luta profissional como a de boxe, por exemplo, existe apenas um objetivo a curto prazo — a vitória, de preferência por nocaute —, na batalha entre marido e mulher os objetivos são outros.

Destruindo o relacionamento

Segundo os terapeutas George Bach e Peter Wyden, autores de *O inimigo íntimo*,[7] que trata da negociação de conflitos dentro do casamento, existem muitas maneiras de brigar capazes de lentamente destruir um relacionamento. Existem aqueles que:

- Ficam juntando munição, fazem listas mentais de injustiças e um dia descarregam tudo de uma só vez. Aí, então, ocorre uma explosão vulcânica ("você é isso, é isso, é isso...").
- Rotulam o outro, deixam de percebê-lo como pessoa, e passam a vê-lo como símbolo ("você é uma covarde", "você é uma criança").
- Sistematicamente não correspondem às expectativas do outro ("eu já pedi 20 vezes para você não... mas não adianta").

- Provocam o outro só para ver sua reação ("eu já estava adivinhando, só não falei para ver o que você ia dizer").
- Fazem uma aliança com uma terceira pessoa contra o outro ("você é idêntico a seu pai, bem que sua mãe me avisou").
- Atacam alguém que o outro gosta muito ("sua irmã nunca prestou").
- Negam que os motivos da briga sejam verdadeiros ou que algo esteja mesmo acontecendo ("você não disse isso, se você disse, eu não ouvi").
- Nunca dão o braço a torcer, recusam-se a mudar de opinião ("você tem que gostar de mim como eu sou").
- Fazem promessas e nunca cumprem ("no ano que vem nós vamos... eu prometo").

A necessidade de negociar os conflitos

Há muito tempo venho discutindo com meus pacientes a necessidade de aprender a brigar e a desenvolver técnicas de negociação de conflitos. Estou convencida de que num mundo como o nosso, em que a violência cresce a cada dia, aprender a brigar sem se destruir ou destruir o outro é uma das habilidades indispensáveis para a sobrevivência.

Para que uma briga dê resultados positivos, existem algumas regras básicas que precisam ser respeitadas, como dizem Bach e Wyden:

- Uma pessoa briga para se compreender melhor, e não para dar um nocaute no outro.
- Nunca se encosta o outro na parede — isso não é justo. É preciso deixar uma saída, uma porta aberta. Se a pessoa se sente encurralada, pode entrar em pânico e contra-atacar de forma muito violenta.
- Nunca se deve brigar "utilizando uma bola de cristal", isto é, antecipando o que o outro está pensando ou sentindo.
- Todos nós temos nossos pontos fracos, nosso calcanhar-de-aquiles. Atingi-lo é simples e tentador, mas deixa cicatrizes emocionais profundas.
- Nunca se deve ridicularizar o outro. O sarcasmo é uma das armas mais letais que se pode usar num relacionamento.

Por que as pessoas brigam?

Existem duas razões muito comuns, embora pouco assumidas, que levam os parceiros a brigar. Uma delas é a disputa para saber quem ama mais e melhor ("eu o amo, mas você não sabe o que é o amor. Você não ama ninguém a não ser você mesmo. Você só toma e nunca dá").

Uma briga desse tipo pode começar durante o namoro, quando duas pessoas se conhecem e, após o encantamento inicial, começam a perceber as diferenças entre seus sonhos e o parceiro real. São brigas que podem durar a vida inteira. Para que isso não aconteça, temos que saber que as capacidades individuais para o amor variam enormemente. Os casais precisam aceitar essas disparidades como algo inevitável e aprender a se complementar do melhor modo possível.

Outra batalha constante é a tentativa de mudar o outro. Claro que é um objetivo legítimo um parceiro tentar ajudar o outro a crescer, mas passar a vida lutando para transformar o companheiro em uma pessoa completamente diferente da que ele é significa uma briga de mão única — e, portanto, muito perigosa.

Entretanto, isso não quer dizer que devemos desistir de qualquer mudança. Existe uma concepção muito enraizada de que as pessoas não podem se modificar ("ame-me como eu sou!"). Isso não é verdade. Claro que quando alguém muda só para agradar o outro, a mudança não perdura ("juro que eu nunca mais vou brigar com a sua mãe" — a promessa é vazia porque não significa uma verdadeira convicção). A mudança só perdura quando a própria pessoa percebe aquela mudança como necessária, boa para si ("daqui para a frente eu não quero mais me enredar na loucura da sua mãe. Para mim, basta").

Limitar as tendências destrutivas do outro é uma obrigação entre parceiros íntimos. Mesmo que esses conflitos não levem a uma modificação total, eles podem pelo menos impedir maiores excessos. A dificuldade é que as brigas "para o seu próprio bem" muitas vezes vão longe demais ou se resumem a atirar na cara do outro suas fraquezas e dificuldades mútuas e acabam por corroer o amor.

Brigas crônicas

Os autores de *O inimigo íntimo* descobriram que muitos casamentos são verdadeiras sociedades crônicas de queixumes (ex: ela reclama que ele se esqueceu de encher o tanque de gasolina; ele reclama que ela deixa o jornal fora de ordem; ela reclama que ele monopoliza a conversa nas festas; ele reclama que ela se diz cansada demais para fazer amor, e assim por diante). Um dos dois está sempre se queixando pela milionésima vez ("eu já falei, já tentei, mas com você não adianta").

Essas são as famosas "brigas em rodízio". Muitas vezes esse ritual é uma espécie de castigo mútuo pelo fato de um achar que não é amado pelo outro. Por exemplo, ela não se sente amada porque ele é sovina; ele não se sente amado porque ela o castra gastando mais dinheiro do que ele tem.

A primeira coisa que se faz para não cair na armadilha da briga repetitiva, que não gera mudanças, só serve para descarregar temporariamente a raiva, é declarar uma moratória ("Nós não vamos mais brigar por causa de dinheiro. A menos que se faça uma discussão sobre isso para dar alguma informação recente sobre como cada um está se sentindo. Senão, não").

Em segundo lugar, é preciso tentar algo de novo, uma mudança específica na situação, como, por exemplo, abrir contas bancárias separadas, onde cada um é responsável pelo seu próprio dinheiro.

E por último, através de conversa séria e ajuda, se necessário for, de uma terceira pessoa, procurar descobrir o que está por trás do conflito, a causa verdadeira dessas brigas.

Brigas crônicas às vezes podem ser inofensivas, mas a gente sabe que o melhor modo de lidar com uma situação que se repete em cadeia é rompê-la. Não entre na loucura do outro. Vira e mexe um fala para o outro: "Você é neurótico." Mas o que é neurose? A neurose é o comportamento repetitivo, é não conseguir fazer diferente. Você está andando pela estrada da vida, está vendo o buraco, jura que não vai cair outra vez nele e quando se dá conta já caiu. É preciso quebrar o círculo vicioso, criando um comportamento alternativo, porque entre 8 e 80 existem 72 possibilidades.

Capítulo 11

Como você reage?

ÀS VEZES, DURANTE UMA BRIGA, QUANDO A TENSÃO CRESCE muito, o homem e a mulher, por condicionamento, reagem de forma diferente. Desde que nasce, a mulher é condicionada a não expressar a agressividade. Ela aprende a se controlar, a "engolir" sua raiva. O homem, por sua vez, é estimulado a não demonstrar seus sentimentos, a atacar.

Portanto, quando briga, freqüentemente a mulher chora, pois ela se sente cansada, amedrontada, derrotada, incapaz de se defender, magoada ou frustrada demais para continuar. Esta é sua forma de pedir um tempo. Já os homens ficam tensos, com o rosto crispado ou mudos. Quando eles se sentem agredidos demais ou excessivamente magoados, saem de casa ou descarregam parte da raiva batendo a porta, por exemplo. Alguns, mais descontrolados, ameaçam usar a força física.

Muitos casais também usam o silêncio como arma ou como defesa. Alguns interpretam o silêncio do outro como um estado de contentamento e suspiram aliviados: "Está tudo bem." Outros admiram o tipo "forte e silencioso" e sentem-se diminuídos e culpados por estourarem e não conseguirem manter suas emoções sob controle ("quando vi, já estava berrando").

Há pessoas ainda que não brigam, mas sentem uma espécie de prazer sádico em levar o outro à loucura, a explodir.

Existe também um outro tipo de hostilidade desenfreada que é o acesso de raiva, que pode ser comparado a uma explosão vulcânica. Muitas vezes essa raiva não está dirigida contra o outro, nem se refere a questões pendentes entre o casal ("vou pegar aquele desgraçado e quebrar a cara dele"). E não tem nada que você possa fazer. A pior maneira de lidar com esses acessos é entrar na jogada do outro. A melhor é esperar o fim da tempestade.

Esse desabafo é um solo, e não um dueto. Seu objetivo é a liberação da hostilidade ou o divertimento (rugir como um leão enfurecido, mas não pronto a atacar). O outro parceiro deveria se colocar como observador, e não como participante, e não permitir que a explosão acabe por se converter em uma briga de verdade ou em uma "briga de foice".

Por que a violência acontece?

Nem sempre as brigas se esgotam nos conflitos verbais. A violência entre um casal pode ser uma ocorrência rara e inesperada quando acontece um colapso na comunicação. Pode ser também o último recurso de um parceiro acuado, um gesto desesperado para expressar sua angústia e sua enorme preocupação com uma situação para a qual não vê saída.

Freqüentemente, uma provocação — aquela gota que faz transbordar o copo — rompe momentaneamente o controle consciente e libera um impulso sádico, há muito reprimido, de punir o parceiro, sobretudo se ele vem brigando de forma desleal há muito tempo.

Por que a violência acontece? Por inúmeras razões, mas os combatentes íntimos deveriam entender a descoberta psicanalítica de que as pessoas, de vez em quando, desejam inconscientemente ser magoadas, castigadas. Os sonhos de todas as pessoas contêm alguns elementos masoquistas.

Logo no início da vida, quase todo mundo gosta de empurrar e brigar, o que — não nos deixemos enganar — envolve o ato de machucar e ser machucado. Quando os pais mandam parar de brigar, as crianças brigam às escondidas. Desse modo, uma briga se torna uma excelente demonstração de independência, uma manifestação de liberdade.

Por outro lado, o ato de bater em alguém e ficar impune é também prova de poder e de privilégio. Já que somente os pais podiam bater com impunidade, muitos adultos saboreiam o privilégio de bater, que nunca gozaram quando crianças.

Algumas reflexões sobre como e por que a violência ocorreu durante uma briga podem ser importantes:

1. Descreva com clareza e com alguns detalhes o que aconteceu.
2. Elabore o "momento da verdade", isto é, o ato de violência.

3. Descreva como se sentiu antes, **durante e após a violência** e como se sente agora.
4. Dê sua explicação e diga quais foram suas racionalizações em torno daquilo que aconteceu.
5. Descreva o que aprendeu com a briga.

É possível explicar o emprego da força, mas não **desculpá-lo**. Entre pessoas verdadeiramente íntimas não existe desculpa para ele.

Pombas e falcões

Da mesma forma que as pessoas individualmente **reagem** de forma diferente durante uma briga (uns chorando, outros silenciando ou tendo acessos de raiva), os casais também se comportam de maneira particular diante dos conflitos do casamento.

Há aqueles que não brigam ou que evitam ativamente as brigas: são as pombas. Existem, ao contrário, os parceiros que vivem brigando a vida inteira e mais três meses: são os falcões. Muitas vezes, no mesmo casal, um é pomba e outro falcão.

Eu era uma "pomba", um caso sério, grave, crônico. Ainda sou, porque não consigo atacar e não entro em rota de colisão com ninguém. Mas também não deixo ninguém me agredir gratuitamente, injustamente. Levei um bom tempo para aprender a me proteger, mas devagar fui conseguindo me defender cada vez melhor. Nunca vou ser um falcão, mas agora sou uma "pomba treinada"!

Um dos grandes motivos que levam as pombas a evitar a briga é o fato de, na infância ou em algum momento de suas vidas, terem presenciado muita violência ou terem sido alvo dela. Isso gera um pavor, um medo indescritível de magoar ou de ser magoado e leva-as a desenvolverem a arte de esquivar-se. Elas se escondem por trás de jornais ou na frente da televisão. Mudam de assunto ou sentem dificuldade em ouvir ("não quero falar disso agora"; "sempre que chego perto, ele se fecha").

Pombas não confessam seus problemas. Simplesmente continuam fingindo porque têm medo de brigar, gritar, espernear.

Isso pode levar a várias formas de agressão passiva, ou seja, à hostilidade indireta, encoberta, disfarçada, que reduz a intimidade e aumenta a alienação. Há muitas táticas passivas de agressão: fugir à briga, não reagir, ficar em silêncio ou concordar com tudo só para manter um clima de paz.

Às vezes, uma pessoa assim vai acumulando queixas durante muito tempo. O "diálogo interior"(essas conversas e brigas que todos mantemos com nós mesmos) vai ficando cada vez mais intenso, mais violento, até que um dia ocorre uma explosão vulcânica. Se as queixas vão se acumulando sem protestos num saco, elas acabam provocando uma desordem medonha quando o saco finalmente estoura.

Os casais que dizem "nós nunca brigamos" precisam aprender que as pessoas não conseguem liberar seus sentimentos de amor se não conseguirem lidar com sua raiva. A raiva pode ser deslocada, canalizada ou reprimida, mas não pode desaparecer milagrosamente. A agressividade não liberada não é eliminada, apenas muda de forma. Lidar com a raiva é algo que não somente pode ser aprendido, mas também usado para modificar construtivamente um relacionamento.

Há quem diga que não se deve modificar a criatura amada, mas aceitá-la com todos os seus defeitos para "viver felizes para sempre". Aceitar as fragilidades do outro não significa uma bem-aventurança automática. Pode provocar uma grande ressaca. Ignorar as tensões, evitar os conflitos, acreditar na paz a qualquer preço é muito perigoso, nasce da ignorância das realidades psicológicas dos relacionamentos humanos.

No mundo, porém, não existem só pombas. Há também os casais briguentos, os "falcões", que passam suas vidas acertando golpes baixos e ferozes um no outro, atacando-se mutuamente. Os "raivólatras" usam qualquer coisa como arma para se agredirem mutuamente (sarcasmo, acusações, ameaças, violência etc.). Como não têm consciência de limites, os combates conjugais podem se tornar brutais e causar danos às vezes irremediáveis.

Os combatentes conjugais sensatos sempre tentam avaliar as armas de que dispõem diante da seriedade das conseqüências de uma briga. Bombas atômicas não devem ser detonadas por razões insignificantes.

Capítulo 12

Como terminar uma boa briga

TEM GENTE QUE EVITA BRIGAR POR NÃO SABER PÔR UM PONTO final numa discussão. E se a briga escapar ao controle?

Uma briga se torna um desastre só para lutadores muito destreinados ou para aqueles que dão golpes baixos e querem vencer a todo custo, de preferência por nocaute.

Quando uma briga é construtiva e leal, não existe um massacre. Sempre haverá outra oportunidade de introduzir mudanças no relacionamento.

Em termos ideais, uma briga chega ao fim quando houver uma exposição, a mais clara possível, das opiniões de cada parceiro. Muitas vezes, porém, um casal só pára de brigar quando fica exausto ou perde o interesse ("ah, deixa pra lá, faça o que você quiser", "para mim chega, vou dormir") ou se atola em rituais repetitivos.

Os casais só deveriam começar uma briga depois de terem concordado em obedecer a um sinal de parada incondicional como "chega, por favor", "acalme-se!" ou "você ganhou!". As crianças cedo aprendem isso. Pesquisadores descobriram que os cães usam certos gestos com o significado de "eu desisto" que impedem que o outro animal continue agredindo ou atacando.

Só se pode considerar que uma briga chegou ao fim depois que os combatentes partiram para a reconciliação. Às vezes, contudo, um parceiro só consegue pôr um fim à desavença depois que o oponente passou algum tempo na "cadeia matrimonial". Os carcereiros zelam pelo cumprimento de sentenças tais como "proibido beber", "proibido fumar", "proibido fazer sexo", que vigoram durante certo período. Podem também ficar emburrados ou agir com frieza e distanciamento. Os sentenciados têm a chance de passar melhor o tempo se cumprirem as sentenças com ânimo.

Alguns patifes adoráveis foram abençoados com o dom natural da reconciliação. São pessoas que têm o talento de fazer atos de reparação. Muitas vezes, recorrem ao humor como forma de encerrar o período de conflitos. O humor, aliás, é um instrumento valioso para se fazer as pazes e restaurar a boa vontade. Desanuvia o ambiente, sugere que o tempo da penitência chegou ao fim e que começou uma época de felicidade.

Os parceiros que possuem o dom da reparação cuidam para não fazer qualquer coisa que possa parecer falsa. Embora permanecendo dentro de seu papel, mostram o seu lado melhor e, assim, indicam que estão decididos a fazer as pazes.

A mensagem é mais ou menos a seguinte: "Cometi um erro e prometo que aprenderei com ele. Não sou uma pessoa que não consegue mudar. Agora que você me conhece melhor, desculpe-me, mas não se esqueça daquilo que aprendeu em relação às minhas fraquezas. Por favor, dê um sinal quando a mesma coisa ameaçar se repetir." Somente um parceiro doentio tenderá a reagir a essa abordagem, exigindo um aumento do prazo de encarceramento.

Avaliando o combate amoroso

Como disse antes, não existem livros de receitas milagrosas para brigas entre pessoas íntimas. Cada casal pode e deve ter um estilo próprio para enfrentar seus conflitos. Entretanto, a técnica de Bach e Wyden é a minha preferida. Aqui vão, pois, algumas de suas dicas e sugestões para melhor enfrentar uma briga conjugal.

Antes de entrar no campo de batalha, é importante fazer algumas perguntas a si mesmo:

1. Essa briga é realmente minha ou de mais alguém (sua mãe, seu sócio)?
2. Tenho realmente contas a ajustar com minha companheira? Ou quero simplesmente rebaixá-la e magoá-la por um prazer sádico?
3. Estou realmente convencida de que a ação ou atitude de meu companheiro é má para nosso relacionamento?

4. O que está em jogo aqui? O que essa briga significa realmente para mim? Estou abordando-a por meio de argumentos e armas realistas ou exagerando e transformando essa história num bicho-de-sete-cabeças?
5. Como meu companheiro vai reagir? Que preço terei que pagar a fim de abrir meu espaço? Vale a pena?
6. Será que devo brigar por causa disso? Até que ponto tenho medo dessa briga? Estou preparado para ser honesto durante o confronto?

Feitas essas perguntas iniciais, o próximo passo é dizer ao parceiro: "Tenho uma diferença a resolver com você", e então decidir o melhor local e a melhor hora para o combate (por exemplo, depois que as crianças estiverem na cama).

Em seguida, é bom fazer uma recapitulação das regras básicas do controle de armas. Nada de violência física. Nada de golpes baixos. Observar a paz entre um assalto e outro. Estar pronto tanto para falar como para ouvir. Estar preparado para se limitar ao presente e não ficar relembrando todos os fatos ligados ao motivo da briga que aconteceram nos últimos dez anos ("você já se esqueceu que no ano de 1900 e nada, foi você quem...").

A fase posterior é a da discussão. É o momento em que os parceiros devem se certificar de que explosões vulcânicas foram reconhecidas como algo estranho à briga e foram descartadas. Somente depois disso pode ser colocado o problema. Ele será então "desembrulhado" por meio de declarações muito claras por parte dos parceiros.

É chegada a hora de se certificar, de fazer o primeiro *feedback* — "Foi isso que você quis dizer a respeito da sua mãe? Porque foi assim que eu entendi." Em seguida, é o momento de recolocar a questão com maior precisão.

É importante no final fazer um balanço dos resultados da briga: foram positivos ou negativos? O que mudou?

Você se descontrolou totalmente?	Você agora tem mais controle da situação?
Seu medo de brigar (ou do outro) aumentou, e daqui para a frente, você vai ficar mais na defensiva?	Seu medo diminuiu e você pode relaxar, baixar suas defesas?
Nenhuma tensão foi efetivamente descarregada? A briga estimulou o sentimento de vingança, aumentando as frustrações e os bloqueios que vão levar a novos ataques?	A briga possibilitou uma descarga de tensão que baixou o número de ressentimentos armazenados, não instigando o sentimento de vingança?
Vocês "perderam terreno", a situação deteriorou mais ainda e a solução ficou mais difícil?	Vocês "ganharam terreno", a briga levou à solução ou pelo menos a um ponto mais próximo da solução?

Você se sentiu mais magoado do que antes, mais frágil, mais humilhado?	Você se sentiu mais leve, mais aliviado?
Você passou a ter menos confiança no outro, e acha que não jogou limpo?	Você confia na boa intenção do outro, na sua boa vontade, e acha que foi uma briga justa?
Houve maior distanciamento, um certo grau de rejeição pelo outro?	Surgiu um sentimento de maior proximidade, de maior intimidade com o outro?
A briga não levou a uma reparação ou reconciliação, aumentando assim o sentimento de culpa?	Depois da briga vieram as desculpas e os gestos de reparação para diminuir a mágoa ou o sentimento de culpa de ambos?
A briga não acrescentou nada?	Você conseguiu compreender melhor o outro, suas emoções, o problema?
A briga gerou uma sensação negativa do seu próprio valor, uma perda de auto-estima?	Você se sentiu bem pela maneira como brigou?

Normalmente, os casais que brigam de modo construtivo, avaliando os resultados de seus conflitos, têm maiores condições de construir um bom relacionamento.

Uma briga leal entre pessoas íntimas é útil porque ajuda a reconhecer as diferenças e ensina a resolvê-las; ao mesmo tempo permite a um ou a ambos os parceiros um desabafo sem grandes ofensas. Por fim, pode originar alguma informação nova e verdadeira e assim ajudar os parceiros a encontrarem uma saída.

Capítulo 13

Relações extraconjugais

É MUITO DIFÍCIL DEFINIR TRAIÇÃO. SEGUNDO O JORNALISTA E pesquisador americano Morton Hunt, para algumas pessoas, principalmente as muito jovens, o simples fato de se desejar qualquer tipo de relação extraconjugal já é um indício de infidelidade. A infidelidade psíquica de "desejar a mulher do próximo" seria, portanto, uma traição à pessoa amada.

Para outras, a relação casual, a aventura que começa e termina como um episódio isolado, não se caracterizaria como infidelidade; seria apenas um deslize.

Entretanto, quando existe não só o relacionamento sexual mas também o envolvimento emocional, que implica divisão de afeto, de tempo, de dinheiro etc., a maioria das pessoas se sente traída.

É importante estabelecer, porém, a diferença entre fidelidade por medo, que significa liberdade vigiada mais punição, ou seja, quando a pessoa é fiel simplesmente por medo das conseqüências, da fidelidade por opção, escolha livre e consciente de ser fiel ao companheiro e ao vínculo enquanto ele durar. Amar uma só pessoa durante dezenas de anos pode ser uma tarefa difícil, que requer enorme persistência e capacidade de renovação pessoal, de crescimento individual.

Talvez por isso a infidelidade seja cada vez mais comum no mundo de hoje. Estudos norte-americanos indicam que: 55% a 65% de todos os maridos e 45% a 55% de todas as mulheres teriam um ou mais de um envolvimento extraconjugal antes de chegarem à idade de 40 anos. Como na maior parte dos casos apenas um dos parceiros acha-se extraconjugalmente envolvido, o número de casais afetados é muito grande, alcançando nos Estados Unidos a proporção de dois entre cada três casamentos.

No Brasil, não existem dados estatísticos que mostrem quantos traem. Pode ser mais do que 2/3 das pessoas comprometidas ou pode ser menos.

Ao mesmo tempo a traição pode estar sendo usada como antídoto contra a depressão (recessão econômica gera depressão): "ao me envolver com outra pessoa eu me esqueço dos meus problemas".

Por outro lado, o medo da Aids tende a funcionar como um freio a experiências fora do casamento. Entretanto, muitas pessoas relativizam esse medo criando convicções mágicas: "Eu, graças a Deus, não faço parte dos grupos de risco" ou "não uso drogas" ou "faço aeróbica, estou em forma, portanto não vou contrair o vírus nunca". Esquecem-se de que a Aids é uma doença sexualmente transmissível e que conseqüentemente o contato sexual com quem é portador do vírus é a forma mais comum de contrair a doença.

Dissolvendo os limites

Apesar do perigo da Aids, a relação extraconjugal é, como vimos, cada vez mais freqüente. Algumas mudanças em nossa sociedade propiciaram o aumento desse tipo de comportamento.

A primeira delas foi a utilização de métodos anticoncepcionais mais seguros, especialmente a pílula e a camisinha. A legalização do aborto em diversos países também colaborou para que o envolvimento fora do casamento se disseminasse.

Viagens de negócios, características da vida moderna e o uso do automóvel — que trouxe a possibilidade de as pessoas se deslocarem para lugares privados ou de o utilizarem para seus contatos mais íntimos — também facilitaram o crescimento das relações extraconjugais.

Outro fator importante foi o anonimato das grandes cidades, diferentes das cidades pequenas, onde todos sabem da vida de todos.

Por último, a entrada da mulher no mercado de trabalho, em ocupações antigamente reservadas aos homens, também gerou maior oportunidade de contato prazeroso entre os dois sexos.

Desejo de conhecer, de encontrar, de reencontrar

Muitos de nós conspiramos com o destino. Apesar de passivos estamos, na verdade, receptivos ao que pode acontecer. Não tomamos nenhuma iniciativa, mas estamos abertos à possibilidade de um envolvimento. Sentimos a presença do perigo, mas vamos ficando por ali, ao mesmo tempo fascinados e amedrontados, esperando que nossas defesas (medo, sentimento de culpa) acabem caindo por terra, sem nem sabermos como. Inconscientemente vamos colaborando para o "encontro inevitável" acontecer.

Outros, ao contrário, vão conscientemente ao encontro da "tentação", ou seja, é quando o fruto proibido, o que está do outro lado da cerca, se torna irresistível.

Mas é fundamental fazer a distinção entre o envolvimento extraconjugal sexual do não-sexual. Este último os franceses chamam de "amizade amorosa". Nele, existe um envolvimento emocional muito intenso, uma grande atração, um grande desejo, mas o ato sexual não chega a acontecer. Por causa disso, não há culpa. O desejo é imenso, mas as proibições são ainda maiores.

Nessas amizades amorosas em geral estabelece-se uma afinidade muito profunda e os encontros vão se repetindo, *semiclandestinamente*, muitas vezes durante anos ou até pela vida inteira ("same time, same place").

Para alguns, a amizade amorosa pode parecer uma relação extremamente parcial, incompleta. Para outros, exatamente por ser parcial, é mais segura e pode se tornar extremamente enriquecedora, porque contém alimentos emocionais de alto teor nutritivo, cheios de vitamina A (de afeto), C (de compreensão), T (de ternura misturada com tesão) etc. Não se deve desprezar o amor, não importa se ele vem a conta-gotas, em pequenas doses concentradas ou com o rótulo de amizade amorosa.

Capítulo 14

Por que as pessoas traem

A BUSCA DO PRAZER SEXUAL REPRESENTA APENAS UMA PEQUEna parte da motivação que leva à infidelidade. O mais comum é que várias motivações diferentes se manifestem na mesma pessoa. Tudo depende do próprio indivíduo e de seu tipo básico de personalidade.

Todos nós conhecemos homens e mulheres que são essencialmente monógamos. Outros já não são assim. A história de vida de cada um, os códigos morais ou religiosos aprendidos, as proibições internalizadas, a história do próprio pai, da própria mãe acabam determinando a propensão para a fidelidade ou para infidelidade.

Como explica o psicólogo norte-americano Michael Corey em seu livro *Adultério — Por que os homens traem*,[8] seja qual for a tendência de cada um, é certo que existe uma grande diferença na maneira como os homens e as mulheres vêem a relação extraconjugal.

Enquanto a maior parte das mulheres tende a considerar o sexo como um aspecto do amor e da intimidade emocional, os homens não o vêem da mesma forma.

Muitos homens consideram-no simplesmente como uma diversão. Por isso não se sentem tão culpados em relação ao adultério quanto as mulheres — eles não acham que seu comportamento sexual não-emocional seja uma séria ameaça ao casamento. A grande maioria dos homens é infiel principalmente por estar em busca de diversão, e não de amor ("por que deveria sentir remorso? Ainda amo minha mulher do mesmo jeito. Só quero me divertir de vez em quando").

As mulheres, por seu lado, tendem a interpretar o sexo e o amor como sinônimos, de modo que automaticamente consideram um ato de adultério como uma séria transgressão e, muitas vezes, como uma ameaça praticamente de morte contra o casamento.

Ao lado disso, e mais importante ainda, é o fato de que, independentemente de quantas vezes o homem se envolva na relação sexual, ele jamais corre o risco de engravidar. Portanto, pode ter uma atitude mais leviana e indiscriminada em seu comportamento sexual.

As mulheres arriscam-se a uma total mudança em suas vidas toda vez que se envolvem no sexo desprotegido. Assim, o simples fato de o homem não poder engravidar parece ser uma causa biológica da infidelidade masculina — os riscos são infinitamente menores para eles do que para as mulheres.

Causas comuns de traição

Muitas pesquisas foram feitas para conhecer as razões do adultério. Entre as dezenas de causas citadas nos estudos, algumas predominam. Certas pessoas explicam que traem pela curiosidade, pelo prazer da caça e da conquista. Outras para chamar a atenção, para provocar ciúmes no parceiro. Outras ainda para combater o estresse.

Quando as pessoas se encontram constantemente diante de situações estressantes, especialmente as que não podem controlar, existe a tendência de fugir da angústia. Uma das formas mais conhecidas de aliviar essa pressão é a traição.

Existem, porém, outras classificações mais específicas dos motivos que levam as pessoas a traírem. Autores como o famoso sexólogo norte-americano Albert Ellis, por exemplo, dividem as razões para a infidelidade em causas neuróticas (patológicas) e não-neuróticas. Isso significa que não existem apenas motivos doentios para as pessoas traírem. Indivíduos bem ajustados também podem ser infiéis.

Entre as motivações não-neuróticas estaria, em primeiro lugar, a insatisfação sexual no casamento, tanto da parte do homem como da mulher, que levaria à busca de uma compensação. Uma necessidade não preenchida se transforma em fome latente ou crônica que pode ser saciada ou "enganada" com um relacionamento fora do casamento.

A perda da atração pelo companheiro é outra causa citada por Ellis (ex: a mulher que engorda 20 quilos, o homem que não toma banho). O desejo vai ficando reprimido, as fantasias sexuais vão se multiplicando, até que um dia aparece uma terceira pessoa.

A excessiva absorção no trabalho pode também gerar um sentimento de rejeição no outro, de abandono, e levar a um envolvimento extraconjugal pela necessidade de se sentir aceito/reconhecido (alguém percebe o seu valor). É uma traição mútua: "Você me traiu com o seu trabalho e eu lhe traio com um amante."

Outra causa muito comum é o tédio, que vem da repetição, da rotina e que gera indiferença sexual e emocional. A maioria das pessoas vive hoje em dia uma vida monótona e repetitiva (acordam todos os dias à mesma hora, fazem o mesmo tipo de trabalho etc.). Ter um caso é, dessa forma, uma maneira de aliviar esse peso.

Outra poderosa pressão que pode propiciar um ato de infidelidade são extensos períodos de ausência. A pressão por estar longe de casa durante longos períodos de tempo pode ser esmagadora.

Doenças físicas de vários tipos, gestações sucessivas também levam as pessoas a terem uma relação extraconjugal.

O encontro do amor total é outro motivo de infidelidade, talvez o mais perdoável de todos. Acreditamos que a força desse amor seja tão imensa que é praticamente impossível resistir a ela. Por ser tão raro e tão precioso, o encontro desse amor de certa forma exime a pessoa do sentimento de culpa.

Causas neuróticas de traição

Mas existem também as causas neuróticas da infidelidade. Elas geralmente estão relacionadas a determinados tipos de homens ou mulheres:

1. *Os "mimados"* — são aqueles que acreditam que precisam de tudo o que desejam. Encaram caprichos temporários como necessidades básicas. Os casos nunca correspondem às suas expectativas, que são, aliás, irreais (ex: a síndrome do fim de semana perfeito, do sexo perfeito).
2. *Os narcisistas* — eles se consideram irresistíveis, têm uma necessidade constante de reconhecimento e admiração, uma enorme preocupação consigo mesmos e uma total incapacidade de corresponder. Para eles, a relação extraconjugal é uma experiência de auto-engrandecimento.
3. *Os fujões* — são aquelas pessoas que estão fugindo não apenas de si mesmas, mas da própria vida. Transformam as relações fora do casamento em válvulas de escape das pressões do trabalho e da vida familiar.
4. *Os imaturos* — muitos homens e mulheres, através de suas conquistas, procuram se auto-afirmar, provar eternamente sua masculinidade ou feminilidade. A vida se transforma num teste contínuo de sua capacidade de sedução. A mola propulsora desse comportamento é a ansiedade.
5. *Os inseguros* — são pessoas que se autodesvalorizam, não se respeitam e não têm auto-estima. Em lugar de enfrentar com coragem seus problemas e encontrar as verdadeiras razões de sua falta de autoconfiança, vivem se

atordoando, usando o adultério como fuga, isto é, como forma de enganar a pena que sentem de si mesmas e a raiva que alimentam dos outros.
6. *Os problemáticos sexuais* — é o homem (ou a mulher) que muda continuamente de parceria(o), tendo um caso atrás do outro, acreditando que pulando de cama em cama vai resolver sua disfunção sexual.
7. *Os vazios* — são os que sofrem de um grande vazio existencial e se recusam a dar um sentido para a própria vida. Vão tendo relacionamentos promíscuos para encobrir a falta de nexo dentro de si mesmos.
8. *Os vingativos* — são os que traem ostensivamente, para que o parceiro perceba. Entretanto, a vingança tem sempre um sabor doce e amargo.

Quais são as conseqüências?

Quando uma pessoa descobre que seu parceiro lhe traiu, a primeira reação é de ódio profundo, de imensa dor emocional, intercalada por períodos de extrema depressão, sentimento de impotência e desesperança.

Até o melhor dos relacionamentos entra num período em que desaparece a antiga intimidade, que é substituída por uma violenta desconfiança e uma grande dose de ceticismo emocional. De fato, nesse estágio, um ou os dois parceiros passam a lamentar a perda da inocência do casal, porque uma espécie de desmoronamento ocorreu no casamento: nessas situações a busca de ajuda ou de um terapia de casal pode ser muito valiosa, pois o antigo relacionamento que se caracterizava pelo amor e confiança mútua foi profundamente abalado.

Capítulo 15

Os vários tipos de adultério

EXISTEM INÚMERAS TIPOLOGIAS OU CLASSIFICAÇÕES A RESPEIto da infidelidade. Segundo um importante estudo, os quatro grandes tipos de infidelidade são:

1. *Infidelidade psíquica* — é o flerte, a paquera ("olhar não tira pedaço"). Funciona como uma válvula de escape normal para o desejo, um teste da capacidade de sedução, de atração de cada um. Em geral, não tem conseqüências. É uma forma de se auto-afirmar, e como qualquer jogo, pode ser limpo ou sujo.
2. *Infidelidade circunstancial* — é o encontro casual, a aventura. Na maioria das vezes, não há premeditação. Em geral, é um episódio isolado. Às vezes, um dos parceiros envolvidos se torna vítima da situação.
3. *Infidelidade crônica* — são situações de comportamento deliberado, habitual, compulsivo. É o caso do marido mulherengo, fanfarrão, que tem o "caderninho preto" onde anota

os nomes das mulheres com quem transou. Em geral, esse tipo de homem considera a esposa fria e tem pavor de ser traído. Sua frase predileta é: "A pior dor é a dor do corno." Acha irresistível perseguir outras mulheres, não porque as ame, mas porque não pode perder nenhuma oportunidade.
4. *As relações triangulares duradouras* — é quando se forma um triângulo, onde o marido (ou a mulher que tem um envolvimento extraconjugal) não consegue decidir com qual parceira(o) deseja ficar.

A teoria dos triângulos

Segundo vários autores, os relacionamentos entre duas pessoas são tão difíceis de se manter em estado de equilíbrio que os triângulos acabam acontecendo. Colocar uma terceira pessoa na situação (que não precisa necessariamente ser um amante, mas pode ser a sogra, um filho ou mesmo um terapeuta) é uma maneira de diminuir a tensão, de reduzir o conflito.

Armar um triângulo é uma forma de não se confrontar com os desapontamentos, as frustrações, os ódios que um ou os dois estão sentindo, mas que não têm coragem para pensar, questionar e muito menos para falar abertamente. A solução é desviar a atenção para algo ou alguém que esteja fora da área de perigo, ou seja, da própria relação a dois.

Se ampliamos a área de perigo, as tensões de certa forma ficam camufladas, diluídas, e a possibilidade de uma batalha corpo a corpo — que poderia acabar na derrota de um dos dois ou na extinção do relacionamento — está provisoriamente afastada. A terceira pessoa que entra em cena passa a ser vista como a culpada por todos os dilemas da relação ("Você se preocupa mais com sua mãe do que comigo").

Existem também os triângulos clássicos, compostos do(a) esposo(a), da(o) esposa(o) e da(o) outra(o). Todos conhecemos essas relações triangulares. O dr. Gerhard Neubeck, professor do Departamento de Sociologia da Família da Universidade de Minnesota e um especialista em relações extraconjugais, tem uma reflexão antológica a respeito.

Ele diz que a vida é uma contradição. Ansiamos por mudanças, mas lutamos para preservar o que já possuímos. Vibramos com o novo, mas nos apegamos ao velho, porque é conhecido e nos dá segurança. Buscamos emoção e excitação, mas ao mesmo tempo precisamos de tranqüilidade e de continuidade. Por tudo isso, os triângulos amorosos vivem eternamente numa corda bamba. Para que sobrevivam, é preciso que as pessoas sejam capazes de estar sempre se dividindo.

Ter uma vida dupla significa viver ora em um mundo, ora em outro, compartimentalizando seu tempo, sua libido, seus sentimentos continuamente.

Pouca gente consegue viver assim, equilibrando-se permanentemente sobre esse fio de alta tensão porque o esforço, o custo emocional para preservar esses dois mundos é extremamente alto, e além do mais, você sabe que um dia vai ter que pagar essa conta, só não sabe quando e quanto vai lhe custar.

Por isso, em geral, a duração de um triângulo amoroso não ultrapassa os dois anos. O primeiro ano é deslumbrante. Encontramos no outro tudo aquilo que vínhamos esperando e desejando e que não tínhamos. Imaginamos, então, que conseguiremos manter a situação. Mas, de repente, chegamos a uma encruzilhada, a um momento de decisão.

O que pode acontecer? Talvez comecem a surgir pressões muito violentas, que tanto podem vir da esposa como da outra. A esposa representa o vínculo primário, o casamento. Pouco a pouco, ela começa a dizer: "Eu não agüento mais... Eu não agüento mais ver você chegar tarde em casa todas as noites... Eu não agüento mais ver você ir viajar todos os fins de semana." Por sua vez, a outra vai também começar a dizer: "Eu não agüento mais passar todos os sábados da minha vida sozinha", "eu não agüento mais acordar e não ter ninguém ao meu lado para me dar bom-dia".

O triângulo, então, tende a se quebrar, à medida que as pressões forem crescendo. A maneira como essa quebra vai se dar está relacionada, na maior parte das vezes, com a firmeza do casamento antes da relação extraconjugal se iniciar: quanto mais estável for o casamento, maior a probabilidade de ele sobreviver a uma crise dessa natureza. Por outro lado, quanto mais desgastado estiver o casamento, menores serão suas chances de sobrevivência.

Daí a importância de reforçar os laços que nos unem ao nosso parceiro, porque isso reduz a probabilidade da ocorrência de adultério como também aumenta a possibilidade de sobrevivência da relação se alguma vez um caso assim vier a acontecer.

Se o seu casamento ou relação ainda não foi sacudido por um ato de adultério, talvez seja do seu interesse investir em um pouco de manutenção preventiva.

Uma coisa importante que se descobre fazendo terapia para casais é a imensa força concentrada nas mãos da pessoa que ocupa a posição superior do triângulo (o homem ou a mulher que está tendo um caso extraconjugal).

Há uma sensação de domínio e de controle por parte, nesse exemplo, desta mulher, provavelmente porque ela tem duas outras pessoas à sua mercê lutando por ela desesperadamente. Muitas vezes, esse poder leva a mulher a manipular as emoções dos dois outros envolvidos, segundo seus próprios interesses.

Acontece que 7 é conta de mentiroso: quando você conta uma mentira na vida, depois precisa contar mais seis para encobrir a primeira. Nesse jogo duplo, as armadilhas são muitas. E como mentira tem perna curta, de tanto manipular, essa mulher acaba muitas vezes sofrendo as conseqüências, sendo descoberta e ficando sozinha no final da história.

Nem sempre, porém, ocorre a ruptura. Há relações triangulares que duram a vida inteira. Entretanto, o mais comum é quebrar. Isso pode acontecer devagar e machucar muito, ou pode ocorrer de repente. Como conseqüência, o casamento é retomado e aí você vai tentar reconstruir no mesmo terreno. A outra possibilidade seria ficar sozinha e a terceira iniciar um novo vínculo.

Creio que a tendência, desde o final do século XX, é que as pessoas se casem mais de uma vez, ainda que seja com o mesmo parceiro: vai-se casando e recasando, tendo que refazer o contrato de casamento muitas vezes pela vida afora, mas vale a pena.

Capítulo 16

A infidelidade: vantagens e desvantagens

OS VÁRIOS TIPOS DE INFIDELIDADE PODEM SER CLASSIFICADOS da seguinte maneira: o encontro casual, o caso com baixo envolvimento emocional e o caso com alto envolvimento emocional, a paixão.

O encontro casual, a aventura

É uma relação circunstancial, de curta duração e baixo envolvimento emocional. Duas pessoas se ligam fisicamente, num ato sexual impessoal, sem se revelar uma para a outra. Quem se envolve nesse tipo de relacionamento não considera essa superficialidade um defeito, mas vantagem. O que se deseja é variedade, excitação, mais uma conquista, poder brincar de novo de esconde-esconde.

Essas aventuras são as relações que morrem mais depressa, pois depois de consumadas perdem a graça. A curiosidade, a tensão, a indecisão, o suspense da primeira relação, tudo isso logo se apaga, em geral sem provocar grande comoção.

Quem se envolve nesse tipo de aventura não encara a infidelidade como um grande mal, algo que possa criar algum drama de consciência, mas como uma simples fraqueza, característica de um desejo normal por novidade e variedade.

A aventura para alguns é uma espécie de aspirina dada para um casamento que vai mal. Diminui a dor, mas não cura nada.

Vantagens de um encontro casual

No encontro casual tanto há vantagens como desvantagens. Alguns encontros ajudam as pessoas a expandirem seu repertório sexual e social e a se sentirem menos pressionadas ou sufocadas pelo casamento.

Alguns encontros também produzem uma pausa temporária para a pessoa se reanimar, tomar coragem, tomar fôlego para enfrentar os seus outros problemas.

Uma noite de amor cria ainda um clima de excitação, de aventura, e como há pouco envolvimento emocional, o risco é limitado, e o grau de culpa tende a ser baixo.

É possível que um encontro sexual casual enriqueça as relações sexuais entre o casal. O homem ou a mulher poderá aprender novas técnicas ou adquirir um novo entusiasmo pelo sexo, que pode acabar beneficiando o casamento.

O encontro casual pode também trazer prazer sexual para um homem (ou uma mulher) que desfruta de pouco prazer em sua vida conjugal.

Desvantagens de um encontro casual

O risco de pegar Aids é a mais importante delas. Tudo na vida tem preço, tem conseqüências. Até o mais inocente de todos os casos extraconjugais está cheio de perigos em potencial. Agora que a Aids se entrincheirou de uma vez no seio da comunidade heterossexual, a categoria do sexo inocente já não existe mais.

Além do risco do contágio da Aids, há também a possibilidade de se contrair uma outra doença venérea. Se um dos parceiros contrai uma doença sexualmente transmissível é quase certo que vai passá-la para o outro, o que pode obrigá-lo a ter que revelar a aventura, o que traz conseqüências imprevisíveis. No tempo dos nossos avós, existiam apenas cinco doenças sexualmente transmissíveis. Hoje, segundo dados da Organização Mundial da Saúde, há mais de trinta e cinco.

Outra desvantagem do encontro casual é o risco de uma gravidez indesejada, que eventualmente pode resultar em aborto, com seu alto custo emocional e financeiro.

Usar a aventura como válvula de escape e deixar de investir no próprio casamento é outra conseqüência indesejável do encontro casual. Aquele que encontra excitação e variedade sexual fora do casamento pode não ter muita motivação para tentar melhorar a interação sexual com seu companheiro. Dessa forma, acaba matando o potencial de prazer desta relação e contribuindo para sua desintegração.

O caso com baixo envolvimento emocional

Depois da aventura, esse tipo de relação é, para os homens, a atividade sexual extraconjugal mais comum. É o caso do indivíduo que tem um casamento razoavelmente satisfatório, no qual ele se envolve moderadamente, e que mantém ao mesmo tempo uma amante (que pode ou não sustentar).

O exemplo típico é o do vendedor que passa a noite com uma mulher todas as vezes que seus negócios o levam à cidade onde ela mora. Existe também o caso do homem casado que tem um relacionamento com uma mulher separada ou divorciada que ele vê uma ou duas vezes por semana. Ou então o do executivo que tem um caso com sua secretária.

Nessas relações, o ritual sempre se repete: encontrar-se, tomar um drinque, jantar, fazer amor... Não há expectativa de que o relacionamento se desenvolva, fique mais sério ou mais íntimo. A intimidade e a possessividade são desencorajadas sistematicamente por um dos dois ou por ambos.

São, em geral, casos de curta duração, mas podem durar muitos anos se não envolverem muitos riscos de serem descobertos, se estiverem satisfazendo as necessidades dos dois parceiros e se ninguém se sentir usado ou explorado.

Vantagens

O caso com baixo envolvimento emocional permite certo grau de continuidade, de contato humano e cria uma válvula de escape sexual. Ao mesmo tempo, não exige um compromisso emocional muito grande, portanto não implica um gasto excessivo de tempo nem de energia.

Mesmo o relacionamento sendo emocionalmente limitado, cria-se um ambiente no qual o homem pode falar sobre suas preocupações, suas idéias e até mesmo emoções, coisas que nunca faz com a própria mulher. Com isso, o caso propicia não só uma liberação sexual mas também psicológica.

Se, no caso do homem, o casamento já estiver muito deteriorado, mas mesmo assim ele não quiser o divórcio, esse tipo de relação pode ajudá-lo a manter as aparências, diminuindo sua solidão e suas frustrações sexuais.

Mesmo caindo numa rotina confortável e familiar, o caso com baixo envolvimento emocional produz, ao mesmo tempo, uma sensação de aventura. A experiência de arranjar um encontro secreto, semanal ou quinzenal, de ter uma "vida dupla", clandestina, proibida, produz tesão, excitação, o que provavelmente melhora o desempenho sexual.

Desvantagens

As desvantagens desse tipo de caso são em parte as mesmas de um encontro casual: o risco de contrair uma doença sexualmente transmissível; o perigo de uma gravidez indesejada e o risco de o caso ser descoberto (a possibilidade de vazamento).

Em geral, nessas relações de amor parcial há sempre uma disparidade entre o que um está disposto a dar e o que o outro gostaria de receber. Enquanto um gostaria de manter o caso sob controle, dentro de certos limites, sem se comprometer demais, o outro (geralmente a mulher) espera transformar o caso em casamento.

O caso com alto envolvimento emocional: a paixão

O terceiro tipo de relacionamento extraconjugal é o caso de alto envolvimento emocional, a paixão. Surge o desejo de complementação, de buscar fora do casamento tudo aquilo que ele não pode conter: romance, aventura, excitação etc.

Como, ao encontrarmos um possível companheiro íntimo, cria-se um clima de constante expectativa, de enorme antecipação, de total incerteza, de incontrolável excitação, começa uma grande luta interior.

O que está em questão é a vitória do novo amor em face da derrota do velho, ou o inverso. Se o casamento for estável, na grande maioria das vezes é a paixão que se esvai. É uma morte tremendamente dolorosa, que nasce de um grande conflito interno entre o desejo e o dever, a mudança e a aceitação do casamento, a realização pessoal e a obrigação.

A pessoa que está apaixonada normalmente considera o desabrochar da paixão curto demais, pois imagina poder manter as duas relações, a nova e a velha. No entanto, logo percebe que quanto mais se envolve em uma delas, mais se desliga da outra.

A ambivalência, o conflito moral corroem o amor. O indivíduo se sente torturado por sentimentos opostos. O novo amor é tudo aquilo que ele esperou por muito tempo e renunciar é reconquistar a paz, mas voltar ao vazio. O velho amor é a continuidade, a família. Renunciar a isso significa jogar fora parte da realidade da vida, de sua própria identidade.

Mesmo que o casamento tenha se tornado insípido, ele tende a preencher certas necessidades fundamentais, enquanto a paixão dá uma satisfação enorme, porém, transitória, pois pode estar baseada numa ilusão ou numa projeção (aquilo que a gente gostaria que a realidade fosse).

Muitas vezes uma pessoa sabe dos perigos que a infidelidade representa (ter uma relação extraconjugal com a própria secretária ou com um amigo da família), do risco que ela está correndo. Mesmo assim, ela tende a ir em frente. Talvez nada exista em todo o vasto repertório de experiências humanas que se compare a uma grande paixão.

Infelizmente também a paixão pode trazer consigo uma série incalculável de conseqüências graves que em geral surpreendem aqueles que se envolvem por amor. Na hora da paixão, as pessoas parecem não ter consciência das inúmeras tragédias que podem abater-se sobre elas mesmas ou que podem vir a ocasionar para as pessoas que mais amam no mundo.

Paixão por fuga

Esse tipo de paixão tem uma base muito frágil e depois de um período inicial incrivelmente eletrizante pouco a pouco vai ocorrendo uma espécie de autodestruição. Não pode haver permanência nessa relação porque faltam os ingredientes básicos. Só a imaginação aliada ao desejo e ao encantamento não bastam para contaminar o casamento a ponto de adoecê-lo ou matá-lo.

Paixão por reciprocidade

Nesse caso, o casamento já está desestruturado, de certa forma se desintegrando, e o indivíduo busca fora dele não apenas uma aventura romântica, mas a satisfação de suas necessidades mais íntimas (amor, companheirismo, mutualidade, compreensão). Esse tipo de paixão tem uma base muito mais segura, pois não implica uma revolta contra a maturidade e a vida familiar, mas sim a busca de uma relação adulta que perdure e preencha suas necessidades psicológicas mais profundas.

Apesar de ilícito, esse relacionamento é constantemente encontrado na literatura e na poesia. Engloba paixão e ternura, romance e segurança emocional, leveza e seriedade de intenções. É um amor que cresce não na ausência e na imaginação, mas no convívio, no compartilhar das vivências de cada um.

Ao contrário da paixão por fuga, que é cega e muitas vezes implica relacionamento com uma pessoa totalmente inadequada (ou imatura), o caso do amor total se dá com um companheiro emocional, intelectual e sexualmente compatível com o outro.

Por essas características, tão difíceis de encontrar, o amor total raramente acontece. A pessoa que entra nesse tipo de relação pode sentir durante um curto prazo de tempo um intenso conflito emocional e tentar desesperadamente salvar seu casamento. Logo se dá conta, porém, da inutilidade de seus esforços, uma vez que esse tipo de amor não oferece apenas excitação sexual ou a concretização temporária de fantasias da adolescência, mas traz satisfação emocional profunda.

A nova moral sexual

As pessoas se perguntam constantemente se ter um caso extraconjugal é certo ou errado. Uma das formas de avaliar a moralidade de um determinado comportamento é analisar as circunstâncias em que ele ocorre. De acordo com esse princípio, não é o ato em si que é bom ou mau, mas são as circunstâncias (depende de com quem, como, quando, onde e por que) e as possíveis conseqüências que determinam se ele está certo ou errado.

Há também uma outra maneira de avaliar o comportamento humano, que usa a evolução do indivíduo como referência: os comportamentos morais são aqueles que facilitam o crescimento da pessoa e/ou o crescimento dos outros, enquanto os comportamentos imorais são aqueles que prejudicam o crescimento de um indivíduo e/ou de outras pessoas.

Segundo a renomada terapeuta americana Leah C. Shaeffer, o caso extraconjugal não é em si mesmo bom nem ruim. Depende de muitos fatores. A relação extraconjugal pode destruir um casamento, servir para melhorá-lo ou, às vezes, simplesmente ajudar a manter o *status quo*. De qualquer modo, representa sempre uma sobrecarga emocional e será prejudicial ou não dependendo de algumas características:

— se é uma relação psicologicamente desgastante ou enriquecedora, ou seja, se drena as suas energias ou o engrandece;

— se gera sentimentos de culpa e conflito ou se traz paz de espírito e um grau mais profundo de conscientização de si mesmo;

— se causa diminuição do respeito por si mesmo e da auto-estima ou se a experiência torna você mais maduro e lhe dá maior capacidade de lidar com os problemas da vida de forma construtiva.

Em conclusão, a vida nos obriga a optar continuamente entre duas ou mais possibilidades. Cada uma delas nos dá e simultaneamente nos tira alguma coisa. Diante das encruzilhadas da vida, temos que decidir sozinhos. Essas escolhas ninguém pode fazer por nós.

Capítulo 17

Enfrentando a separação

SEPARAR-SE. PERDER PARTE DE NOSSA IDENTIDADE. AQUILO QUE foi se construindo pouco a pouco, entre lágrimas e risos, vai se desmanchando e se quebrando dentro de nós. A sensação de vazio é terrível. Daí o medo. Um buraco negro se abre no nosso psiquismo e um turbilhão de sentimentos, emoções e lembranças nos invade.

Há muitas diferenças na dor de abandonar ou de ser abandonado. Quem tomou a decisão é uma questão crucial. De qualquer maneira, a tomada de decisão é um longo processo.

Os estudos mostram que as pessoas levam de seis meses a dois anos para romper uma ligação, um casamento. São tantos os fios que precisam ser cortados... São tantas as hemorragias que precisam ser estancadas... No fundo, a gente está ferindo as pessoas que mais ama no mundo. Trair ou abandonar gera culpa. Ser traído ou abandonado traz desespero, raiva incontida, medo da vida.

Uma crise de identidade se instala e mais uma vez a gente se olha no espelho e se pergunta: "Quem sou eu, de onde venho, para onde estou indo, quais são meus recursos para agüentar essa crise?" Nessa hora, é bom lembrar, que "ninguém deve ser herói na própria dor". Cada um deve procurar em que se apoiar, se segurar: na família, no trabalho, em Deus... Essa busca é crucial na hora da vertigem.

Na minha experiência como terapeuta e como pessoa, raramente vi separações repentinas. Tirando os casos em que já existe um processo de saturação mútua — um dia vem a gota d'água e o rompimento ocorre —, para a grande maioria dos relacionamentos o processo de decomposição é dolorosamente lento.

É brutal o sofrimento de se ver morrendo no psiquismo do outro e ver o outro morrendo dentro de nós. E ninguém está totalmente preparado para enfrentar as batalhas internas e externas que vão se suceder.

As fases do divórcio

Normalmente, a separação se dá por etapas. Primeiro, ocorre o divórcio emocional. Você percebe um esfriamento progressivo, o coração ficando gelado, um distanciamento afetivo. Mesmo que você se volte para o outro, ele não está mais lá. Mesmo que estique seu braço, não pode mais alcançá-lo. O outro se afasta, se esconde, se esquiva.

Angústia, incerteza e culpa se dão as mãos. "Onde eu errei?" "Se eu tivesse sido melhor na cama, melhor dona de casa, mais ou menos agressivo..." Nessa fase de culpa, muita gente acaba achando que merece todo o sofrimento que está passando.

A segunda etapa é a separação física ("eu vou dormir no quarto das crianças", "no sofá da sala"). A proximidade ou qualquer contato físico se torna intolerável. O sentimento é de rejeição; a sensação, de aversão. Constata-se a morte do desejo.

A terceira etapa é a separação geográfica ("vou sair de casa", "você vai para o inferno"). É quando você faz as malas ou por um tempo vai se sentir morando dentro de uma mala. Como se você e toda a sua vida estivessem ali contidos.

A quarta etapa é a separação familiar. Você comunica para os parentes que atingiu um ponto que não tem volta.

A quinta etapa é o divórcio social. Após a separação, alguns amigos se afastam, outros ficam com inveja da sua liberdade reconquistada, outros ainda procuram apoiar.

Por último, vem a separação legal: quem vai ficar com quem e com o quê? Para muitos casais, é a hora da vingança. Ou a esperança de uma reconciliação. Ressentimentos ocultos aparecem e detonam explosões, retaliações ("agora é a minha vez").

Emoções contraditórias

Em todas essas fases da separação, as emoções afloram com muita força. Separar-se significa enfrentar um processo de "descolamento": descola aqui, cola ali e a parte que você consegue descolar fica em carne viva. Nova tentativa. Descola ali, alívio, mas quando você se dá conta percebe que voltou a recolar. Desespero. E o ciclo se repete. Surge uma enorme ferida emocional.

A amputação de uma parte de nós gera dores fantasmas. Lutamos intensamente para reduzir as tensões internas e externas. Esse processo não é fácil nem automático, mas depende de nós como nossas feridas cicatrizam, se elas infeccionam ou não...

Num primeiro momento, você pode se sentir tão confuso por causa de seus sentimentos contraditórios que nem sabe por onde começar. Nossa identidade é moldada pelos papéis que desempenhamos. Eles nos dão segurança e estabilidade. A mudança de papéis (marido, mulher, genro, nora) gera medo e incerteza.

Agarramo-nos, então, desesperadamente ao passado, à nossa velha identidade. Se você foi abandonado, pode desejar intensamente uma reconciliação. Mas vai descobrindo aos poucos, com muita dor, que voltar é impossível ("ou isso... ou aquilo..."). Não é possível escolher sem perder. O que colocar nesse vazio?

Claro que cada separação traz sua própria carga de sentimentos dolorosos. Mas, em geral, as emoções despertadas acontecem numa ordem parecida para todo mundo:

- sentimento de perda
- culpa
- sensação de fracasso pessoal
- sofrimento pela privação e pela solidão

- aceitação
- conscientização de que atividades diárias sofrerão alterações
- tomada de pequenas decisões
- concentração de esforços para desenvolver novas relações sociais
- aceitação e ordenamento das mudanças
- compreensão dos motivos do rompimento
- aceitação de parte da responsabilidade pelo rompimento
- estabelecimento de alguns planos a longo prazo
- desenvolvimento de autonomia (capacidade de se autogovernar).

A separação implica também tomadas de decisões práticas. Teremos que desenvolver novos relacionamentos, limitar os recursos econômicos, reorganizar as funções de pai e de mãe, alterar os papéis sociais (o que significa voltar a ser solteiro ou ser uma mulher descasada?). É hora de começar uma nova peça escrita e dirigida por você.

Capítulo 18

Sobrevivendo à perda

AS EMOÇÕES DESPERTADAS PELA SEPARAÇÃO, COMO VOCÊ VIU, são muitas. Mas todas elas poderiam ser reduzidas a uma enorme e intolerável dor. A sensação, nessa hora, é de que a dor nunca mais vai passar. No entanto, ela passa, pode acreditar. Mas existem algumas coisas que podemos fazer para atravessar esse processo tão difícil e sair dele mais fortes e mais conscientes. Faço meus os conselhos de dois terapeutas americanos, Melba Colgrove e Harold H. Bloomfield, autores do livro *Sobrevivendo à perda de um amor*.[9]

Durante a vida, experimentamos vários tipos de perda:

- *Perdas óbvias* (a morte de um ente querido; o fim de um caso de amor; separação; divórcio).
- *Perdas não tão óbvias* (perda de dinheiro; perda da saúde; perda de um ideal; perda de um amigo).
- *Perdas relacionadas com a idade* (sonhos da infância; romances adolescentes; perda da "juventude", da beleza).

- *Outras perdas* — perdas temporárias (marido ausente, filho ou filha estudando fora, um assalto, um mau período nos negócios); não deixam de ser perdas, embora saibamos que, eventualmente, tudo se resolverá.

Há também as inúmeras "miniperdas", que tendem a se acumular durante um dia, uma semana, um mês ou uma vida. Uma amassadela no carro aqui, um telefonema ali, e logo a gente se acha "inexplicavelmente" deprimido.

O processo de cura

A primeira providência a tomar quando se perde um amor é aceitar a perda. Durante algum tempo, você pode ficar em estado de choque, acreditando e desacreditando no rompimento. Mas é preciso enfrentar a realidade. A perda é real. Aceite. Você tem forças suficientes para sobreviver a ela. Não negue também a dor que está sentindo. Ela prova que você está vivo e é capaz de reagir às experiências da vida. Sofra por algum tempo.

Pense que todo mundo enfrenta perdas na vida. Essa é uma constatação que ajuda a diminuir o sofrimento, porque a gente não se sente tão sozinho. Saber que existem companheiros nessa trincheira é muito consolador. Mas lembre também que você é muito maior do que a ferida emocional que está sentindo. É claro que a perda fez sua auto-estima diminuir. Você pode estar cheio de culpa, condenação e autocensura, mas esses pensamentos são apenas sintomas da tensão que você está enfrentando. Na verdade, você é um ser humano bom, íntegro e digno.

Saiba ainda que, embora não possa parecer, é da natureza do processo de cura ter um começo, um meio e um fim. E o fim não está tão longe assim. Você vai sarar, a natureza trabalha a seu favor. Só que esse processo leva tempo. Quanto maior a perda, mais tempo passará até o restabelecimento, mas ele virá. É preciso não esquecer que esse processo não é linear, tem idas e vindas, altos e baixos, saltos dramáticos e grandes deslizes. O importante é que ele já está em andamento.

Outras complicações

Trabalhar ajuda a reparar os danos emocionais. Mas vá com calma. Encaixe momentos de descanso na sua rotina diária. Planeje ir para a cama mais cedo e dormir até um pouco mais tarde. Seu corpo precisa de energia para se recuperar. Porém, não se torne letárgico. Vá, na medida do possível, se mantendo ocupado. Isso lhe dará um sentido de ordem, alguma coisa a que se apegar.

Não altere muito os seus hábitos alimentares. Não é hora de entrar de cabeça num regime para emagrecer, por exemplo. A boa nutrição tende a acelerar o processo de cura. Aumente a quantidade de proteínas que você ingere e o consumo de cálcio (tomando leite). Coma todos os dias alimentos de cada um dos quatro grupos principais: carne e aves, laticínios, frutas e legumes, pães e cereais.

Seja corajoso o bastante para aceitar a ajuda dos outros. É normal procurar consolo. Algumas pessoas sabem consolar tão bem que o fazem profissionalmente. Se quiser, busque a ajuda de um terapeuta, alguém com quem você se sinta à vontade. Mas, principalmente, não se isole da vida. Além do contato com parentes e amigos, procure se cercar de coisas vivas. Traga para o seu dia-a-dia o cachorro que você sempre quis, um aquário com peixes ou mesmo alguns vasos de planta. Regar uma planta todos os dias nos dá uma sensação de que a vida continua e está aí para ser vivida.

Quando estamos sofrendo as conseqüências de uma perda, não é bom tomar grandes decisões. Adie resoluções importantes. Sua cabeça não está em plena forma. Os amigos e a família podem tomar muitas das pequenas decisões por você. Já houve muita modificação em sua vida nos últimos tempos.

Os domingos são os piores dias. Em segundo lugar vêm os feriados. As noites de sábado também não terão nada de divertido. O melhor é programar alguma coisa que você goste nesses dias para não se surpreender sofrendo mais do que imaginava.

Cuidado também com as recordações. Se você acha que fotos e suvenires são benéficos para o processo de lamentação, utilize-os. Mas se eles servem para continuar ligando-o a um passado morto, livre-se deles. Sinta a tristeza e a dor quando elas chegarem, mas não as prolongue. Aceite-as, mas não as convide.

Da mesma forma, não tente reavivar o antigo relacionamento se já atingiu aquele ponto que não tem mais volta. Tentativas de "reconciliação" são dolorosas, retardam a cura e desperdiçam energia valiosa. Talvez o mais difícil seja abandonar a última esperança. Mas é preciso fazer isso para sarar.

Outra boa medida para que o processo de cura siga o seu caminho é aceitar alguns sentimentos inevitáveis: a depressão, por exemplo, e a raiva. Sinta-as, não disfarce. Fingir ter mais energia ou entusiasmo do que realmente está sentindo é contraproducente. Não faz mal ficar na "fossa" por certo tempo. E chorar tem um poder maravilhoso de alívio e purificação.

Ter raiva também é normal: da pessoa que o abandonou (mesmo se foi pela morte); de quem lhe roubou algo ou alguém; do destino. Todo mundo fica com raiva quando perde um amor. Procure dar vazão à sua raiva de um modo não destrutivo (soque um travesseiro, chute um colchão, jogue futebol). Canalize sua raiva. Ela desaparecerá à medida que sua ferida sarar. O que faz mal é voltar a raiva contra si mesmo.

Salto para o amor

Cuidado com as paixões repentinas. A natureza detesta o vácuo e você pode querer preencher esse vazio com novas e prematuras ligações amorosas. Ficar "loucamente apaixonado" depois do fim de um caso traumático pode parecer ótimo a princípio. Mas, de repente, tudo desmorona. Uma paixão súbita pode rapidamente se transformar em nova perda. Resultado: logo, logo você vai ter duas perdas a lamentar...

Outra precaução a tomar nessas horas se refere a determinados mecanismos de fuga como o álcool e as drogas. Cuidado com qualquer coisa em que você possa se viciar. A bebida e as drogas podem entorpecer a dor momentaneamente, mas são agentes depressivos e o efeito eventual será uma "fossa" maior ainda.

Comer demais também não vai resolver a dor e trará, como conseqüência, um aumento de peso que vai piorar a sua auto-imagem e a sua auto-estima. Em vez disso, tente se satisfazer fazendo coisas que lhe agradem: tome um copo de cerveja bem gelada, ouça música antes de dormir, fique deitado ao sol.

Se você sofre uma injúria física, é hospitalizado, os amigos trazem flores, os parentes trazem frutas. Se você sofre uma injúria emocional, espera-se que vá trabalhar no dia seguinte, com a eficiência de sempre. Você está lidando com um mundo que simplesmente não aceita o fato de que as mágoas emocionais doem. A solução é você se agradar.

Embora algumas pessoas possam querer que você "compreenda" imediatamente o que aconteceu ou que "aceite" a perda de bom grado, não se importe. Cure-se no seu próprio ritmo. Se não resistir a essas pressões e formar uma "capa" de proteção para cobrir sua ferida, dizendo que "é a vida, não faz mal etc.", você estará retardando o processo de restabelecimento.

Não se sinta também, ao contrário, na obrigação de curtir a dor por mais tempo do que ela realmente existir. Permanecer perturbado não é prova que você "amou de verdade". O amor verdadeiro estimula a vida, não a nega.

Permissão para sobreviver

Aos poucos, você vai começar a sentir que está mais forte. Quando puder, perdoe a outra pessoa. E, principalmente, quando puder, perdoe também a si próprio. Agora que a dor diminuiu, sua compreensão pode aumentar. Você vai começar a enxergar as coisas boas que aconteceram no antigo relacionamento e que continuam a existir em sua vida, que fazem parte da sua história. Você é hoje uma pessoa melhor por ter amado, participado, investido numa relação a dois.

À medida que você sarar, notará que o seu raciocínio ficará mais agudo, as suas decisões mais seguras. A sua capacidade de concentração também vai melhorar e a sua visão do mundo vai se ampliar. Abra-se a novas experiências. Aumente seu círculo de amizades, vá a reuniões, festas, desenvolva novos interesses. Não se esqueça também das antigas atividades que você relegou a segundo plano. Redescubra aquelas que lhe davam maior satisfação e retome-as.

Nessa hora, quando você perceber que está muito melhor, é comum haver uma recaída. As lembranças podem voltar de repente numa manhã quando o rádio tocar "aquela música" que embalou seu antigo relacionamento. Isso não significa que você vai ficar deprimido outra vez. São apenas os movimentos de ida e volta do restabelecimento. Aceite essa sensação. Ela logo passará. Se começar a sentir pena de si mesmo, faça alguma coisa por outra pessoa. Dar é a maior das alegrias.

À medida que você for se liberando da dor, você vai começar a apreciar de novo a vida. Saboreie o pôr-do-sol, a risada das crianças, as ruas da sua cidade. Você está no compasso do Universo outra vez. Pode, inclusive, ficar confortavelmente sozinho consigo mesmo de novo. Explore também seu mundo pessoal e interior. Redescubra sua liberdade, e atravesse suas fronteiras de sonhos e medos. O momento agora é de começar um novo capítulo em sua vida.

Capítulo 19

Desbravando o amor

O AMOR ENVOLVE BASICAMENTE QUATRO COMPONENTES: a atração sexual, o romantismo, a amizade e o companheirismo.

Quando o desejo é de dar e receber prazer e a vontade é de se deliciar erotizando o outro, estamos alimentando o componente sexual do amor.

Quando a gente se afasta, se desliga da realidade e separa um tempo e um espaço para namorar, então é o componente romântico do amor que está permeando a relação.

Quando colocamos o outro em primeiro plano, pensando primeiro nas necessidades dele para depois pensarmos em nós mesmos, estamos desenvolvendo a amizade.

Quando se gosta das características de personalidade do outro e se sente vontade de ficar perto e repartir é o companheirismo que está brotando.

Apesar de tudo o que se diz em nosso mundo, nos livros, nos filmes, na TV, nas conversas comuns, o que predomina no casamento é o amor companheiro.

O problema é que demoramos para reconhecer a importância da amizade nas relações entre homens e mulheres. Na fase inicial do casamento, o que predomina é o amor romântico, acompanhado do amor sexual. A atração física e o desejo, aliados a uma visão idealizada do parceiro, fazem com que, durante alguns anos (que podem ser muitos ou poucos, dependendo do casal), sonhemos com um relacionamento em que a fantasia e a excitação têm papel preponderante. Mas não se pode desejar por muito tempo uma pessoa sem realmente ser amigo dela.

No livro *Maridos e mulheres*, já citado, Kinder e Cowan traçam um quadro perfeito do valor da amizade no casamento. Explicam que a amizade é o antídoto para o dilema que enfrentamos em nossas vidas — a solidão. É que o casamento, ao contrário dos que o vêem de uma maneira romântica, não significa o fim da solidão, e sim sua diminuição.

É difícil compreender isso, porque quando o amor romântico, do início do relacionamento, ainda está muito forte, temos a sensação de que não somos sós. Estamos na fase do "só vou se você for", em que não podemos nos afastar da pessoa amada nem ela de nós. Mas ninguém passa a vida grudado no outro. E para que o relacionamento não caia no vazio é preciso que a ternura, a amizade e o companheirismo estejam presentes e vivos entre homens e mulheres.

Isso não significa que o sexo deixa de ser importante. Ele será fundamental em todas as fases do casamento, mas a amizade bem-sucedida entre maridos e mulheres está exatamente na capacidade de combinar a sexualidade e a paixão com sentimentos de ternura e companheirismo.

A primeira barreira, portanto, à amizade no casamento é, por estranho que possa parecer, o romance. Intenso como é, ele deixa pouco espaço para o lado triste da vida: medos, ansiedades, preocupações. São esses sentimentos humanos que atraem os amigos. Para uma amizade, é essencial a sensação de se ter alguém para os bons e os maus momentos. Durante a fase romântica de um relacionamento, os sentimentos de excitação, alegria e êxtase são dominantes. Mas é a possibilidade de compartilhar nossos medos e preocupações que torna possível a intimidade, tão necessária para a permanência de um relacionamento.

Outro problema para o crescimento da amizade dentro do casamento é viver exigindo que o parceiro mude de acordo com nossas expectativas. Amigos não colocam expectativas irreais um ao outro, e toleram as diferenças que existem entre as pessoas. A amizade é baseada na similaridade de crenças e interesses. Com os amigos, não somos ameaçados pelas diferenças. Gostamos deles pelo que são, e nao pelo que gostaríamos que fossem. No casamento, ao contrário, é comum achar que temos permissão para moldar nosso parceiro segundo nossas preferências.

Claro que viver o dia-a-dia com uma pessoa é muito mais desgastante do que a relação esporádica, por mais intensa que seja, que temos com os amigos. Em outras palavras, desenvolver a amizade no casamento é uma tarefa difícil. Entretanto, ela é o sentimento fundamental para a felicidade de um relacionamento e, apesar dos obstáculos, é absolutamente necessário brigar por ela.

A amizade e a intimidade com o outro devem ser, antes de mais nada, perspectivas básicas. Buscar a amizade significa desejar permanecer em "estado amoroso" com nosso companheiro.

As pessoas íntimas sabem que ninguém consegue cumprir as promessas da fase do namoro, nem concretizar todos os seus sonhos, mas elas têm tendência a tentar. Esse "avanço" em direção aos ideais da fase do namoro freqüentemente faz desabrochar o que há de melhor em cada parceiro, pois o outro vivencia o fato como uma prova de que alguém se importa profundamente com ele.

"Que a felicidade ande a sua procura..."

Antes de terminar, gostaria de contar uma lenda judaica da qual gosto muito. Dizem que Deus convidou um rabino para conhecer o céu e o inferno. Foram primeiro ao inferno. Ao abrirem a porta, viram uma sala em cujo centro havia um caldeirão onde se cozinhava uma suculenta sopa. Em volta dela, estavam sentadas pessoas famintas e desesperadas. Cada uma delas segurava uma colher de cabo tão comprido que lhe permitia alcançar o caldeirão, mas não suas próprias bocas. O sofrimento era imenso.

Em seguida, Deus levou o rabino para conhecer o céu. Entraram em uma sala idêntica à primeira: havia o mesmo caldeirão, as pessoas em volta, as colheres de cabo comprido. A diferença é que todos estavam saciados.

"Eu não compreendo", disse o rabino. "Por que aqui as pessoas estão tão felizes enquanto na outra sala morrem de aflição, se tudo é igual?" Deus sorriu e respondeu: "Você não percebeu? É porque aqui eles aprenderam a dar comida uns aos outros."

Acho que essa história mostra como nenhuma outra a importância da solidariedade, da amizade, entretanto, ao lado desses sentimentos, acredito também que, no casamento, como na vida, é preciso ter esperança.

Os gregos diziam que Pandora abriu a tampa de sua caixa e todas as pragas se espalharam pelo mundo antes que ela conseguisse tampar a caixa de novo. Quando conseguiu corrigir seu erro, só tinham sobrado dentro da caixa a esperança e o medo. E é por isso que até hoje o homem sente medo sempre que tem esperança. Mas se você não tiver esperança, só lhe sobra o medo.

Talvez o desespero seja uma esperança que já nasce morta e aí se volta contra você e o consome, enquanto o cinismo é uma forma de covardia, implica a desistência da coragem, de sentir esperança.

Sei que não está fácil sentir esperança e quem sente está nadando contra a correnteza. Você pode ficar preso no mesmo lugar a vida inteira se você quiser, simplesmente impedindo-se de acreditar.

Se você não aceitar amor quando lhe for oferecido, não pedir amor quando precisar e não der amor quando estiver sentindo, nunca vai descobrir.

Portanto, esta é uma esperança ativa, e não passiva, o que significa não esperar que os deuses adivinhem os seus desejos, mas ajudá-los um pouquinho nessa tarefa. E se isso implica o risco de se desapontar, paciência. Você não pode se condenar ao inferno antes de conhecer o paraíso.

Notas Bibliográficas

1. *Getting the love you want*, Harville Hendrix, Harper & Row, Publishers, 1988.
2. *Casamento aberto*, Nena O'Neil e George O'Neil, Editora Artenova, 1973.
3. *Descobrindo o prazer — uma proposta de crescimento sexual para a mulher*, Julia R. Heiman e Joseph Lopiccolo, Summus Editorial, 1992.
4. *Maridos e mulheres*, Melvyn Kinder e Connell Cowan, Editora Rocco, 1989.
5. *Como fazer amor com a mesma pessoa por toda a vida e continuar gostando*, Dagmar O'Connor, Editora Rosa dos Tempos, 1992.
6. *O corpo tem suas razões*, Thérèse Bertherat e Carol Bernstein, Editora Martins Fontes, 1976.
7. *O inimigo íntimo*, George R. Bach e Peter Wyden, Summus Editorial, 1991.
8. *Adultério — por que os homens traem*, Michael A. Corey, Editora Mercuryo, 1992.
9. *Sobrevivendo à perda de um amor*, Melba Colgrove, Harold Bloomfield e Peter McWilliams, Editora Crescer, 1999.

Sobre a autora

A PRIMEIRA VEZ QUE OUVI FALAR SOBRE SEXO DIFERENTEMENTE de cochichos foi em 1975, quando Maria Helena Matarazzo voltou ao Brasil, após morar e estudar durante quatro anos nos Estados Unidos. Maria Helena, ou Leninha, minha prima-irmã, irmã e amiga de todas as horas, foi a primeira brasileira a organizar cursos sobre sexualidade no país, formando multiplicadores nessa importante área de estudos. Criou também uma central de atendimento por telefone em que uma equipe sob sua orientação esclarecia as dúvidas do público. Um trabalho que, por seu caráter pioneiro, exigia muita coragem e determinação.

Mas essas são qualidades que nunca faltaram a Maria Helena, posso dizê-lo com a segurança de quem teve o privilégio de acompanhar de perto sua trajetória de vida.

Leninha nasceu numa família abastada, com uma solidez vulnerável. Tendo passado por vários traumas, procurou dar um novo significado para sua vida. Muito cedo, por volta dos três anos, sofreu um acidente que causou uma deformação em seu rosto, provocando um sofrimento que durou muitos anos. Naquela época, não havia cirurgia plástica; portanto, a sutura tirou-lhe a beleza de menina. Ainda no início da adolescência fez a primeira plástica, seguida de muitas outras, através das quais foi corrigido, até o último vestígio, esse defeito. Tudo isso provocou nela um padecimento físico e mental que estimulou sua corajosa busca para vencer.

Desde cedo Maria Helena preocupou-se com os valores da vida, fazendo da Filosofia sua primeira faculdade. Casou-se, teve dois filhos e em 1971 foi para os Estados Unidos. Sempre sequiosa de novos conhecimentos, estudou Sociologia, Psicologia e Sexologia. Após quatro anos, voltou, separada do marido, com os filhos para criar e sem recursos financeiros. Seus recursos foram seus estudos e sua força de vontade. Seu trabalho pioneiro na área da sexologia logo seria reconhecido por todo o Brasil.

Vale lembrar que esse caminho de dificuldades e lutas para sobreviver foi pautada por perdas irreparáveis. Ainda jovem, perdeu seu pai, cujo vínculo representava apoio e segurança. Em dezembro de 1996 perdeu tragicamente seu filho Alfredo.

Quem a vê tão cheia de vida, com seus gestos expressivos, com seu entusiasmo, com aquela alegria que contagia as pessoas, pode duvidar do percurso difícil que ela trilhou. Mas Maria Helena enveredou por uma viagem interior cheia de caminhos e atalhos para encontrar equilíbrio, bem-estar e o apoio em si mesma.

Quando atinge um novo patamar, ela quer, de algum

modo, partilhar essa visão, comunicando-a às pessoas que procuram um novo significado de vida. É isso que ela vem realizando através de sua infatigável atividade como terapeuta, conferencista e escritora. Este livro representa mais uma contribuição nesse sentido.

Somente um ser sensível, criativo e preocupado com o sofrimento humano como é Maria Helena poderia responder tão bem a questões difíceis como as que são aqui expostas, sentindo-se, ao mesmo tempo, privilegiada por ajudar as pessoas a se fortalecerem e a estreitarem seus laços, seus vínculos de amor.

Besita Suplicy
Dezembro de 2002

Este livro foi composto na tipologia
Zapf Calligraphic, em corpo 11/16, e impresso
em papel Offset 90g/m² no Sistema Cameron da
Divisão Gráfica da Distribuidora Record.